Den Anfang heilen

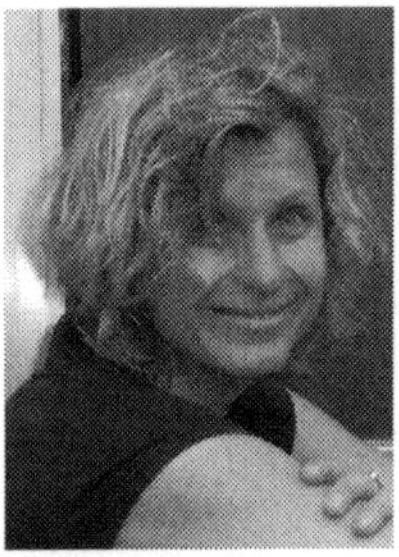

Kola B. Brönner, geb. 1961, ist Diplom-Sozialarbeiterin, Heilpraktikerin (Psychotherapie) und Geburtsvorbereiterin. Schwerpunktmäßig beschäftigt sie sich mit Körperpsychotherapie, Traumatherapie und systembezogene Therapie und ist Mitgründerin des integrativen Gesundheitszentrums (IGZ), des JoKo-Institutes sowie eines Geburtshauses in Aachen. Sie ist als Ausbildungs-Leiterin der Lahar-Geburtsvorbereitung, als Referentin/Kursleiterin und seit 1994 in eigener Praxis tätig.
www.praxis-broenner.de, www.geburtsakademie.de

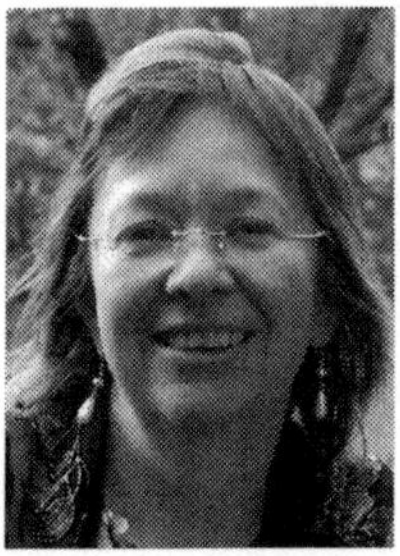

Ilka-Maria Thurmann, Diplom-Pädagogin, HP, Regressions- und Systemische Kinder- und Jugendlichen- und Gesprächstherapeutin sowie Systemischer Coach. Sie arbeitet schwerpunktmäßig im Bereich von (Vor-)Geburtstraumen und bietet neben Therapie auch Coaching, Supervisionen (auch für Hebammen) sowie die interdisziplinäre Fachfortbildung „Prä- und perinatal basierte (Spiel-)Therapie nach Thurmann ®" an.
Weitere Veröffentlichungen im Mabuse-Verlag: „Am Anfang waren wir zu zweit" (5. Aufl. 2023); „Bach-Blüten für Schwangerschaft, Geburt und Wochenbett" (3. Aufl. 2017); „Kaiserschnitt heilsam verarbeiten" (2015).
www.praxis-thurmann.de

Kola B. Brönner, Ilka-Maria Thurmann

Den Anfang heilen

Prä- und perinatale (Spiel-)Therapie©

Mabuse-Verlag
Frankfurt am Main

Bibliografische Information der Deutschen Nationalbibliothek
Die Deutsche Nationalbibliothek verzeichnet diese Publikation in der Deutschen Nationalbibliografie; detaillierte bibliografische Daten sind im Internet über http://dnb.dnb.de abrufbar.

Informationen zu unserem gesamten Programm, unseren AutorInnen und zum Verlag finden Sie unter: www.mabuse-verlag.de.

Wenn Sie unseren Newsletter zu aktuellen Neuerscheinungen und anderen Neuigkeiten abonnieren möchten, schicken Sie einfach eine E-Mail mit dem Vermerk „Newsletter“ an: online@mabuse-verlag.de.

Ausschließlich aus Gründen der Lesbarkeit wird in diesem Buch bei Personenbezeichnungen die männliche Form gewählt, es ist jedoch immer die weibliche Form mitgemeint.

2. Auflage 2023

Kasseler Str. 1 a
60486 Frankfurt am Main
Tel.: 0 69 – 70 79 96 13
Fax: 0 69 – 70 41 52
verlag@mabuse-verlag.de
www.mabuse-verlag.de
www.facebook.com/mabuseverlag

Umschlagabbildung: © baldyrgan/Shutterstock.com
Lektorat: Simone Holz, Pisa
www.lektorat-redazione-holz.eu/
Umschlaggestaltung: Marion Ullrich, Frankfurt
Satz und Gestaltung: Walburga Fichtner, Köln

Druck: SOL Service GmbH, Schrobenhausen
ISBN: 978-3-86321-444-9
Printed in Germany

„Eure Kinder sind nicht eure Kinder.
Sie sind die Söhne und die Töchter der Sehnsucht
des Lebens nach sich selber.
Sie kommen durch euch, aber nicht von euch,
und obwohl sie mit euch sind, gehören sie euch doch nicht.
Ihr dürft ihnen eure Liebe geben,
aber nicht eure Gedanken,
denn sie haben ihre eigenen Gedanken.
Ihr dürft ihren Körpern ein Haus geben,
aber nicht ihren Seelen,
denn ihre Seelen wohnen im Haus von morgen."

KHALIL GIBRAN (* 6.1.1883, † 10.4.1931)

Inhaltsverzeichnis

Vorwort von Sven Hildebrandt

Die Geburt eines jeden Menschen ist ein Wunder, das mich immer wieder in Demut und Staunen versetzt. Auch wenn wir die fein abgestimmten biologischen Vorgänge inzwischen weitgehend erklären können, geht von dem Gesamtprozess eine Faszination und eine Magie aus, die nicht in einem medizinischen Kontext ergründbar scheint. Insofern ist die Geburt eine Sternstunde. Sie markiert einen Wendepunkt im Leben der Mutter und im Gefüge der Familie. Und sie ist ein Geschenk für die ganze Gesellschaft – nicht nur, weil jedes Kind unsere Sozialsysteme stabilisiert, sondern vor allem, weil dieser jetzt noch so kleine Mensch eines Tages unser aller Leben bereichern wird – vielleicht als Komponist berührender Musik, als Erfinderin genialer Dinge – oder einfach nur als freundlicher Verkäufer, der mit seinem Lächeln unser Herz erwärmt.

Aber natürlich ist die Geburt vor allem eine Sternstunde für das Kind, das den behüteten Schutzraum seiner Gebärmutter verlässt, um in die extrauterine Lebenswelt einzutreten. Lange Zeit hat man die Bedeutung dieses Übergangs für die psychosoziale Entwicklung des Kindes unterschätzt, weil man von der falschen Annahme ausging, dass die Geburtserfahrung ebenso verloren ginge wie jede Erinnerung an diese Zeit. Erst die moderne Psychotraumatologie konnte die komplexen Zusammenhänge der Verarbeitung und Speicherung des frühen Erlebens erklären, was von uns ein radikales Umdenken verlangt. Wir wissen nun, dass die Erfahrungswelt der Schwangerschaft, der Geburt und der ersten Wochen danach uns für unser ganzes Leben tief prägt. Wir wissen nun auch, dass die in dieser Zeit erlebten Beziehungs- und Bindungsprozesse unsere psychosoziale Kompetenz lebenslang stabilisiert. Wir wissen nun aber auch, dass Störungen oder gar Verletzungen in der frühen Erfahrungswelt lebenslang wirksam bleiben und spätere seelische und körperliche Probleme begründen können.

Das neue Wissen der prä- und perinatalen Psychologie bedeutet für uns Verantwortung und Chance zugleich. Es fordert ein konsequentes Umdenken bei der Schwangerschafts- und Geburtsbegleitung, bei der die Bindungsförderung und der empathische Umgang mit Mutter und Kind ganz im Vordergrund stehen und jede Belastung des sensiblen Mutter-Kind-Systems vermieden werden sollte.

Die Chance des neuen Wissens besteht darin, dass wir Möglichkeiten haben, belastende Erfahrungen in einen Zusammenhang zu späteren Störungen zu bringen und in jeder Lebensphase zu heilen. Das vorliegende Buch setzt sich auf beeindruckende Weise mit all diesen Aspekten auseinander und behandelt einen therapeutischen Denkansatz, der belastete Kinder und Erwachsene zu berühren und zu stabilisieren vermag. Die Autorinnen haben mit großer Kompetenz und jahrelanger Erfahrung ein Werk geschaffen, das vielen Expertinnen und Experten Anleitung und Rat, vielen Eltern Zuversicht und Orientierung – und vielen Kindern und Erwachsenen Heilung und Nutzen bringen möge.

Mit freundlichen Grüßen

Prof. Dr. med. Sven Hildebrandt
Facharzt für Frauenheilkunde und Geburtshilfe
Prof. für Frauenheilkunde und Geburtshilfe an der Hochschule Fulda
Ehemaliger Präsident der ISPPM

Vorwort von Amara R. Eckert

„Der Mensch spielt nur, wo er in voller Bedeutung des Wortes Mensch ist, und er ist nur da ganz Mensch, wo er spielt." Dieses berühmt gewordene Zitat von Friedrich Schiller umschreibt eine Haltung zum Menschen und seinen Ausdrucksformen, die ich in dem vorliegenden Buch wiederfinde. Die hier beschriebene Prä- und perinatale (Spiel-)Therapie ist ein offener und gleichzeitig geschützter Raum, der Kreativität und Selbstausdruck im Dialog ermöglicht.

Spiel ist eine Form des symbolischen Selbstausdrucks und ursprünglich zweckfrei. Es hat dennoch, und besonders im therapeutischen Kontext, einen tieferen Sinn. Mit jedem kreativen Ausdruck zeigen uns Erwachsene und Kinder wie durch ein Vergrößerungsglas die Themen ihres Lebens, wie zum Beispiel: Übergänge bewältigen, Ankommen, Willkommen sein, seinen eigenen Platz haben. Diese Themen wurzeln in frühen Prägungen aus der prä- und perinatalen Lebenszeit und begleiten uns lebenslang auf unterschiedliche Weise. Sie können sich in Therapie und Körperarbeit frei entfalten, sichtbar werden und damit auch Familien bei der Lösung von ausweglos erscheinenden Verstrickungen helfen.

Seit vielen Jahren staune ich, wie Erwachsene und Kinder als Forschende auf dem eigenen Weg in einer körperorientierten Therapie ihre pränatalen Themen gestalten und mit achtsamer und präsenter Begleitung eigene und nachhaltige Lösungswege finden. Erst das Unernste des Spiels und des Spielerischen erlaubt diese tiefe Ernsthaftigkeit im Ausdruck.

Dieses Buch richtet sich an alle interessierten Leser, keineswegs nur an Profis. Eltern können davon profitieren, indem sie sowohl ihre eigene Geschichte von Schwangerschaft und Geburt als auch das Spiel ihrer Kinder auf eine neue Weise betrachten. Fachleute aus Pädagogik und Therapie erhalten Anregungen, sich auf neue Weise mit der Bedeutung von prä- und perinataler Entwicklung auseinanderzusetzen und sowohl Körperausdruck, wie auch Symbol- und Rollenspiel von Kindern und Erwachsenen neu zu verstehen.

Ich danke den erfahrenen und kompetenten Autorinnen für diesen Einblick in ihre Arbeit. Es braucht Mut, sich in Zeiten von Selbstoptimierung mit dem Thema der Prä- und perinatalen (Spiel-)Therapie zu zeigen.

Mit freundlichen Grüßen

Prof. Dr. Amara R. Eckert
Hochschule Darmstadt, Fachbereich Soziale Arbeit
Ehemalige Präsidentin der ISPPM

Einleitung

In unseren Herzen gibt es eine Vision, die uns von Beginn an bei unserer Arbeit begleitet. Wie wäre es, wenn wir den uralten Satz „Unter Schmerzen sollst Du Deine Kinder gebären" ändern in „Ich gebäre in Freude und Bewusstheit zusammen mit meinem Baby (und seinem Vater)"!

Und zu unserer Vision gehört auch, dass es – wie bei einer langen Reihe von Dominosteinen – der beste Weg ist, am Anfang zu beginnen. Denn unsere Erfahrung zeigt, dass alles im Nachhinein positiv verändert oder gar gelöst werden kann. Das heißt: Es ist möglich, den Anfang zu heilen! Dies beinhaltet für uns auch, mit einer bewussten und liebevollen Zeugung zu beginnen und Schwangerschaft und Geburt mit einzubeziehen. Mit der Umsetzung dieses Wissens bringen wir die prä- und perinatale Dimension in Ihre Arbeit.

Als ich (K. B. B.) Mitte der 80er-Jahre ein Konzept für die Geburtsvorbereitung entwickelte, war ich inspiriert von meinen Lehrern und von Frédérick Leboyer, die alle von dem „Fest der Geburt" sprachen. Es war die Zeit der natürlichen und sanften Geburt, Geburtshäuser und Hebammenpraxen entstanden überall. Es gab Geburtsräume, die das Selbstvertrauen der Frauen stärkten und in denen sie selbstbestimmt Geburt erlebten. In der Zwischenzeit haben sich die Geburtspraxis in den Kliniken und die gesellschaftlichen Bedingungen sehr verändert. Geburt ist unter der Prämisse „Sicherheit" technisierter, kontrollierter und überwachter geworden. Dabei ist das Wohlbefinden der Schwangeren, Gebärenden, der ungeborenen und neugeborenen Babys (und der Väter) in den Hintergrund gerückt und nicht mehr im Mittelpunkt der Aufmerksamkeit. Letzteres ist nach Michel Odent ein entscheidender Sicherheitsfaktor für eine gesunde Geburt. In den vielen Jahren einer ganzheitlichen Geburtsvorbereitung durfte ich erleben, wie schwangere Frauen und ihre Partner leicht und in wenigen Wochen in ihrem Selbstvertrauen und ihrer Selbstwahrnehmung gestärkt wurden. Gleichzeitig konnten sie Ängste und Sorgen abbauen, daraufhin eine positive Geburt erleben und eine Stärkung für das erste Babyjahr erfahren.

Heute ‚sitzen wir am anderen Ende': Die Frauen kommen im Idealfall zur psychologischen Geburtsvorbereitung, meistens allerdings mit ihren Babys oder zu einem sehr viel späteren Zeitpunkt allein oder mit ihren Kindern nach traumatisch erlebten Schwangerschaften, Geburten und Wochenbettzeiten in die Praxis. Sie sind geschwächt, voller Gefühle wie unbewältigter Trauer, Schmerz und Wut, und oft genug im energetischen Schockzustand, und sie können ihr Leben mit dem geliebten Baby nicht genießen, nicht wie gewünscht eine gute Beziehung zum Kind aufbauen, die Paarbeziehung ist sehr belastet und droht sogar zu zerbrechen. Die Gründe dafür sind nicht nur die gehäuften medizinischen Eingriffe, es ist meist und in erster Linie die fehlende menschliche, empathische Begleitung in der Geburtshilfe. Genau hier setzt unser Buch an: *Den Anfang heilen!* Durch das Bewältigen und Auflösen der traumatischen Erfahrung, genauer der blockierten und erstarrten Traumaenergie, wird die ursprüngliche Lebenskraft befreit und steht den Menschen wieder voll zur Verfügung. Meist gehen sie gestärkt und selbstbewusster aus diesem Prozess in ihr Leben. Deshalb ist diese Arbeit so lohnenswert und wertvoll! Gleichzeitig möchten wir das Bewusstsein und das Wissen darüber, wie prägend diese erste Lebensphase von Schwangerschaft und Geburt für Mutter und Kind wie auch für den Partner ist, der breiten Öffentlichkeit in Form dieses Buches und für die Kollegen ebenfalls im Rahmen einer qualifizierten Fachausbildung nahebringen und zur Verfügung stellen.

Ein Wort zum Titel vorab: Wenn wir von ‚Prä- und perinataler (Spiel-) Therapie' sprechen, dann meinen wir inhaltlich immer die therapeutische Arbeit mit Erwachsenen UND mit Kindern. Das Wort Spiel bezieht sich zwar auf die Kinder, aber viele Elemente lassen sich in abgewandelter Form auch für Erwachsene anwenden. Wir bitten Sie, liebe Leserin, lieber Leser, jeweils zu entscheiden, ob und in welchem beruflichen Kontext Sie die beschriebenen Inhalte lesen und anwenden wollen.

Dieses Buch entspricht in seinem Aufbau thematisch zugleich unserer *Fachausbildung in Prä- und perinataler (Spiel-)Therapie©*. Es ist für Erwachsenentherapeuten und ebenso für Baby-, Kinder- und Jugendlichentherapeuten jeder Fachrichtung geschrieben. Professionelle aus dem Bereich der Körperarbeit mögen sich genauso angesprochen fühlen, wie Ärzte und Psychotherapeuten – sowohl für Erwachsene als auch für Babys, für Kinder und Jugendliche. Das Gleiche gilt für Pädagogen, Sozialarbeiter, Erzieher und alle, die ihre persönliche Kompetenz und ihren beruflichen Blickwinkel um diesen so wichtigen Aspekt erweitern wollen. Und wir hoffen, dass wir darüber hinaus bei vielen Menschen das Interesse und ein tieferes Verständnis für diesen ersten Lebensabschnitt wecken können. *Den Anfang heilen* beschreibt und umreißt die chronologischen Stadien der Menschwerdung, es bietet Fakten und Hintergrundwissen. Es zeigt in jedem Abschnitt neben Fallbeispielen und therapeutischem Handwerkszeug vor allem einen bisher eher unüblichen und für viele Fachleute neuen, vielversprechenden Therapieansatz.

Was verstehen wir unter ‚Prä- und perinataler (Spiel-)Therapie©'?

Für uns ist eine *Prä- und perinatale Therapie* eine therapeutische Behandlungsform, die als Basis die Erfahrungen aus der vorgeburtlichen Lebenszeit und der Geburt selbst deutlich und ausdrücklich methodenunabhängig in die Therapie einschließt. Bei Bedarf kann sich der Blickwinkel bis hin zu den präkonzeptionellen Erlebnissen ausdehnen. Diese tief unbewussten Prägungen werden individuell in die therapeutische Arbeit einbezogen.

Die Prä- und perinatal basierte Spieltherapie© nach Thurmann wurde basierend auf dem Wissen der prä- und perinatalen Psychologie entwickelt und mit den Grundsätzen und den Erfahrungen aus der systemischen Spieltherapie verbunden. So können auch hochkomplexe, zum Teil traumatische und meist unbewusste Situationen aus der Zeit der Schwangerschaft und der Geburt selbst in eine kindgerechte Form gebracht werden. Erst mit dem Transfer auf eine Ebene, die für Kinder zugänglich ist, können diese Inhalte für eine therapeutische Verarbeitung geöffnet werden. Das alles geschieht in der Sprache der Kinder: Und die ist das SPIEL. Es ist im Grunde nicht erstaunlich, wie schnell Kinder ihre ‚Chance ergreifen', sobald sie spüren, dass sie ihre eigene Geschichte in ihrer Sprache erzählen, darstellen, spielen dürfen. Damit können sie sich, mit meist nur sanfter und sehr zurückhaltender therapeutischer Begleitung oder ein paar zarten Impulsen und dem konkreten Benennen des (wünschenswert gut ausgebildeten) prä- und perinatalen Spieltherapeuten, quasi selbst zu einem großen Teil von ihren Belastungen befreien.

Zur Arbeit mit Kindern gehört immer die therapeutische Arbeit mit den Eltern, Vater und Mutter, dazu. Insbesondere beim Verarbeiten einer traumatischen Schwangerschaft und Geburt ist es für die betroffene Mutter im Grunde unverzichtbar, die Geburt – ggf. auch die eigene – mit all ihren Facetten zu verarbeiten. Das ist hilfreich für sie selbst, wichtig für die Paardynamik, aber vor allem ist es eine Notwendigkeit für das betroffene Kind und die Mutter-Kind-Bindung. Dazu später mehr. Im Vertrauen auf die Selbstheilungskräfte aller Menschen, und zwar jeden Lebensalters, genügt es oft, den Betroffenen einen sicheren und wertfreien Raum und einen festen, kontinuierlichen Therapierahmen anzubieten. Denn Entlastung geschieht und Vertrauen entsteht, wenn die individuelle Geschichte und persönliche Erfahrung gehört, gewürdigt und anerkannt wird.

Die ‚Prä- und perinatale (Spiel-)Therapie©' besteht aus verschiedenen Techniken und Methoden, die situativ und individuell eingesetzt werden können, was wir sehr empfehlen. Das Grundprinzip ist sich jeweils ähnlich. Inhaltlich geht es um das Trauma, aus dem eine Blockade und in der Folge eine Bindungs- oder Beziehungsstörung sowie Symptome entstehen können, die oft nicht mehr in Zusammenhang mit dem traumatischen Erlebnis gebracht werden.

Ein *Trauma* ist ein überwältigendes Ereignis, bei dem die natürlichen Grenzen missachtet und überschritten werden. Daraus resultiert ein Bruch der Verbindung und Beziehung zu sich selbst, zu anderen und möglicherweise zur Natur. Um die Jahrtausendwende konnten Wissenschaftler wie Candace Pert und Bruce Lipton nachweisen, dass Erfahrungen nicht nur im Gehirn, sondern, darüber hinaus, in jeder Körperzelle gespeichert werden. (Vgl. Pert, 2007; Lipton, 2006) Die Überlebensenergie, die automatisch in einer gefährlichen und überwältigenden Situation aktiviert wird, erstarrt bzw. friert im Körper ein. Diese ‚Freeze' genannte Erstarrungsreaktion findet vor allem im Nervensystem statt und es entstehen eingeschränkte Reaktionsmuster, Ängste bis hin zu Panikattacken und Flashbacks. (Vgl. Levine/Kline, 2007; Levine, 2008) Auf der Grundlage dieses Wissens wird deutlich, wie bedeutsam und prägend die pränatale Phase, die Geburt und die ersten Lebensjahre im Leben eines Menschen sind. Wenn die Mutter in der Schwangerschaft übermäßig viel Stress hat, entwickeln sich beim ungeborenen Baby vor allem Neuronen (Nervenzellen) für die Stressverarbeitung und Stressbewältigung. Bei einem Ungeborenen, dessen Mutter in einer sicheren, vertrauensvollen und liebevollen Atmosphäre lebt, kann sich hingegen ein Nervensystem entwickeln, bei dem der sympathische (aktive) und parasympathische (entspannende) Teil des Nervensystems in guter Balance sind und die Selbstregulation zwischen diesen beiden Nervenzweigen ausgleichend geschehen kann.

Die Wissenschaft und Medizin entdeckt zunehmend in den letzten Jahren, wie wichtig das Nervensystem und seine Fähigkeit einer ausgewogenen Aktivität zwischen dem Sympathikus und dem Parasympathikus für unsere Gesundheit ist. Ebenso wird deutlich, wie unmittelbar sich eine Disbalance auf das Entstehen von Krankheiten, insbesondere von modernen Zivilisationserkrankungen wie etwa Autoimmunerkrankungen, auswirken kann. Wenn wir jetzt auf den Beginn des Lebens schauen – konkret auf die Zeit nach der Befruchtung der Eizelle – findet ein atemberaubendes Zellwachstum statt: 50.000 Zellen pro Sekunde, 580.000 Nervenzellen pro Minute! Bringen wir dies damit in Zusammenhang, dass das Ungeborene unentwegt Eindrücke über die Mutter und ihren Leib sammelt, wird ersichtlich, wie sehr diese frühen Erfahrungen die Entwicklung des Menschen beeinflussen, mitbestimmen und prägen.

Die Erfahrungen in der Arbeit der prä- und perinatalen Therapie zeigen deutlich, dass es so etwas wie ein Prinzip der Entsprechungen gibt. Wir beobachten immer wieder, dass z. B. die Situation, die Atmosphäre bzw. die Umstände während der Zeugung oder der Schwangerschaft Parallelen etwa zur Geburt aufweisen. Auf diese Phänomene werden wir an anderer Stelle näher eingehen. Wir betrachten den Menschen als Einheit mit seinem Körper, den Emotionen und der Psyche und unterstützen ihn dabei, wieder ganz zu werden, bzw. sich wieder als vollständig wahrzunehmen. Das heißt, Anteile, die durch die traumatische Erfahrung dissoziiert und abgespalten waren, werden wieder integriert.

Unsere Betrachtungsweise geht über die klassische Psychotherapie hinaus, denn gerade bei der Menschwerdung, dem sogenannten „Wunder des Lebens", ist es schwer möglich, die spirituelle Dimension außen vor zu lassen. Wir verstehen darunter, dass es etwas gibt, womit alle Lebewesen verbunden sind. Ruppert Sheldrake nannte es das morphogenetische Feld. Die Quantenphysik kann es über Licht- und Quantenteilchen feststellen, und die Menschen erleben es in Meditation oder auch spontan in der Natur. (Vgl. Sheldrake, 2009) Achtsamkeit und empathische Aufmerksamkeit sind die Voraussetzung für eine erfolgreiche Begleitung generell und insbesondere bei schwangeren, gebärenden Frauen und Müttern mit Babys. Neben Fachwissen und Therapiemethoden ist die Basis unserer Ausbildung die Bereitschaft zur Selbsterforschung und Selbstreflexion. Denn ansonsten bestünde die Gefahr, dass die eigene persönliche Geburtserfahrung wie auch die eigenen einschränkenden

Prägungsmuster der prä- und perinatalen Phase in die therapeutische Arbeit projiziert werden.

Wir bringen unsere verschiedenen Visionen und therapeutischen Ansätze zusammen und verbinden diese: Ilka-Maria Thurmanns Schwerpunkt, der aus Pädagogik, Regressionsarbeit und systemischer Spieltherapie besteht, und Kola Brönners systembezogener, generationsübergreifender sowie körperpsycho- und traumatherapeutischer Ansatz. Gemeinsam verbindet uns die Liebe und das Mitgefühl für alle Menschen, die einen schweren Start ins Leben hatten, und der unerschütterliche Glaube und die Erfahrung, dass es möglich ist, ‚den Anfang zu heilen'.

1 Konzeption und Vorempfängnis: Prägungen, Therapie

„Jedem Anfang wohnt ein Zauber inne." HERMANN HESSE

Der Beginn des Lebens ist heute zwar schon sehr erforscht und doch bleibt er bisher ein Mysterium. Das Wissen und die Traditionen in den Naturvölkern und Religionen haben verschiedene Rituale, doch in ihren Kernaussagen gleichen sie sich.

In den Regressionen zeigt sich, dass Menschen sich an diese frühe Zeit – und noch darüber hinaus – erinnern können (vgl. Petry, 1996), d. h. also an jene Phase, bevor sich das Gehirn entwickelt hat. An dieser Stelle drängen sich die häufig gestellten Fragen in den Vordergrund: Woher kommt die Seele? Wann bzw. wo entsteht sie, und welche Erfahrungen und Prägungen bringt sie mit? Für uns hier sind Erfahrungsberichte viel aussagekräftiger als Theorien, zu denen es umfangreiche Literatur gibt. Letztendlich ist die ungeborene, kindliche Seele von Anfang an eine Persönlichkeit. Mütter, die mehrere Kinder geboren haben, können genau berichten, wie unterschiedlich sich die Babys schon im Mutterleib verhalten. Die Prägungen und Erfahrungen der pränatalen Zeit wie auch jene der Geburt kommen dazu. Wir beobachten, dass es so etwas wie Synchronizität und ein Prinzip der Entsprechungen gibt. Damit meinen wir, dass man Parallelen zwischen der Situation/Atmosphäre während der Zeugung und der der Geburt feststellen kann, und auch hier werden in der Therapie Prägungsmuster erinnert, die noch weiter zurückliegen, z. B. in der präkonzeptionellen Zeit.

In diesem Kapitel widmen wir uns diesem Anfang, den wissenschaftlichen Forschungsergebnissen, dem Einfluss auf die menschliche Entwicklung und therapeutischen Wegen, einschränkende Erfahrungsmuster zu verändern. Die Gründe, weshalb eine therapeutische Unterstützung von Erwachsenen oder von Kindern mit deren Eltern in Anspruch genommen wird, sind vielfältig und alle Symptome und Indikationen sind hier möglich. Es kann notwendig und erforderlich sein – und das gilt insbesondere für Kinder nach einer künstlichen Befruchtung –, die Zeit der Vorempfängnis und der Konzeption in die

Behandlung mit einzuschließen. Grundsätzlich ist es sehr hilfreich, die unterschiedlichen Zeugungsaspekte in die Behandlung einzubeziehen. Es erweitert unseren Blick und bietet so meistens erst die Voraussetzung für einen deutlichen Behandlungsfortschritt. Auch der weitere Verlauf von Schwangerschaft und Geburt kann damit im Nachhinein verstanden, prophylaktisch behandelt oder in der Therapie gelöst werden.

Aus diesem Grund bekommt dieser Abschnitt in der Ausbildung einen großen Raum, auch im Hinblick auf die eigene Selbsterfahrung. Denn für die erfolgreiche Behandlung von Kindern und Erwachsenen braucht es gut ausgebildete Experten. Es ist unser Ziel, hier Zusammenhänge zu vermitteln und Fragen zu beantworten, etwa: Wo zeigen sich die geburts- oder vorgeburtsbezogenen Verhaltensweisen, die ihre Anfänge bereits in der Zeit vor der Empfängnis vermuten lassen? Danach kann man genau an dieser Ursprungsstelle mithilfe von Körperarbeit, Spieltherapie, Visualisierungen oder anderer Methoden therapeutisch arbeiten.

In diesem Kapitel geht es um die Beschreibung der Seelenreise ins Leben in seiner allerersten Phase, welche die Grundlage unseres Seins bildet. Daher würde es uns sehr freuen, wenn Sie es mit Neugier und Offenheit lesen.

1.1 Bewusste (Vor-)Empfängnis, Kinderwunsch

Kinderwunsch

Der Kinderwunsch gehört als natürlicher und biologischer Impuls zum menschlichen Leben. Wenn ein sehr starker, als belastend empfundener Kinderwunsch vorhanden ist, können neben dem natürlichen Instinkt persönliche Bedürfnisse hinzukommen. Psychologische Gründe hängen oft mit den unerfüllten Bedürfnissen aus der eigenen Kindheit zusammen, mit emotionalen Defiziten des „inneren Kindes" – wie es in der Psychotherapie teilweise genannt wird. (Vgl. Chopich/Paul, 2009, 2012)

Ferner kann ein verlorener Zwilling, der unentdeckt während der Schwangerschaft gestorben ist, oder systemische Belastungen, z. B. Kindsverluste der Mutter oder Oma, den Kinderwunsch so stark werden lassen, dass er als schmerzlich empfunden wird. Werden überlagernde Gefühle und Erfahrungen erkannt und differenziert wahrgenommen sowie fremde Schicksale abgelöst, führt dies oft zu persönlicher Erleichterung und einer Entlastung des Kinderwunsches. Kinderwunsch und Unfruchtbarkeit hängen eng zusammen. Manchmal reicht es aus, wenn Paare eine „Luftveränderung" vornehmen und sich in einem Urlaub entspannen, und schwanger zurückkehren. Wenn dem nicht so ist, kann neben physiologischen Untersuchungen die Klärung und Lösung von unbewussten Blockaden zur Erfüllung des Kinderwunsches führen.

Frühe traumatische Belastungen haben möglicherweise einen Einfluss auf die Fruchtbarkeit; eines von vielen denkbaren unbewussten Reaktionsmustern könnte sein, dass bei einer Frau, die schwere Misshandlungen in der Kindheit erlebt hat, eine unbewusste Schutzreaktion stattfindet. Einmal, um nicht an die eigenen Erfahrungen durch das Kind erinnert zu werden, oder auch, um ein Kind davor zu schützen, indem es nicht geboren wird. So gibt es viele solcher psychologischen Gründe, die einer Schwangerschaft entgegenwirken können. Es lohnt sich auf jeden Fall, seelische Hintergründe zu erforschen, um emotional frei für eine Empfängnis und Schwangerschaft zu sein.

Paardynamiken

Die Paardynamik zwischen Mann und Frau kann ebenfalls einen Einfluss auf die Fortpflanzung haben. So kommt es immer wieder vor, dass ein Paar, das unfruchtbar ist, sich trennt und einer oder beide in einer neuen Partnerschaft schwanger werden.

Eine Partnerschaft ist vielen Einflüssen ausgesetzt. Jeder bringt seine eigenen familiären Prägungen im Hinblick auf das Frauen- und Männerbild mit, aus denen Vorstellungen und Erwartungen an die eigene Mutter- bzw. Vaterrolle und die Erziehung entstehen. Dieses Selbstverständnis entscheidet darüber, ob man bewusst oder unbewusst das Muster der Eltern wiederholt oder aber das entgegengesetzte zu leben versucht.

Ein anderer Aspekt kann sein, ob man unwissentlich noch als ‚Helfer' in der elterlichen Beziehung zuständig ist und deshalb nicht frei ist für eine eigene Familie. Ferner können negative bis hin zu traumatische Erfahrungen dazu führen, dass das eigene Geschlecht abgelehnt wird, und in der Folge die Elternrolle mit der dazugehörigen Verantwortung nicht eingenommen werden kann. Weitere Paardynamiken, die Einfluss auf eine nicht gelingende Familiengründung haben können, bestehen dann, wenn ein Partner noch an eine frühere Partnerschaft emotional gebunden ist, und/oder die Partnerschaft nicht ebenbürtig ist, d. h., ein Partner übernimmt die Rolle des Kindes und der andere hat die Elternrolle eingenommen.

Ein unerfüllter Kinderwunsch belastet neben den medizinischen Untersuchungen und Behandlungen die emotional-psychische Ebene der meisten Paare sehr. Es wird mittlerweile vielerorts angeboten, und es ist empfehlenswert, sich in dieser Phase begleiten zu lassen, um u. a. mögliche unbewusste Vereinbarungen und Erwartungen aufzuspüren und neu zu gestalten.

Systemische Belastungen

Aus dem systembezogenen Ansatz des Familienstellens ist bekannt, dass Menschen nicht nur ihr persönliches Schicksal tragen, sondern auch ungelöste, schwere Schicksale der Familie stellvertretend übernehmen können. So fallen in Familien häufig Wiederholungen auf. Dies geschieht in der Regel aus unbewusster Loyalität zum nicht bewältigten Leid der Vorfahren. Das Schicksal des Betreffenden wird auf diese Art gewürdigt, indem das Erleben dieser Vorfahren wiederholt wird, jedoch zu dem Preis, dass das eigene Potenzial nicht gelebt wird. Die Erfahrung von Familienstellern weist z. B. darauf hin, dass verstorbene oder vergessene Geschwister, auch die der Eltern und Großeltern, eine starke Auswirkung auf einen unerfüllten Kinderwunsch haben können. (Vgl. Adamaszek, 2003) Abtreibungen oder schicksalhafte Fehlgeburten in der eigenen Geschwisterreihe oder bei den Eltern bzw. Großeltern können ferner einen bedeutsamen Einfluss haben. Es ist lohnenswert, vor dem Hintergrund von Kinderlosigkeit zu prüfen, ob eine sogenannte „Verstrickung“ vorliegt, und sie, wenn nötig, zu lösen. Auch psychosomatische Aspekte bei diesem sensiblen Lebensthema zu berücksichtigen, kann sehr erfolgreich sein und Leid mindern.

Familienplanung

In unserem modernen, technisierten Zeitalter können wir die Familienplanung selbst bestimmen und beeinflussen. Seitdem ist sie nicht mehr nur dem natürlichen Verlauf überlassen, wir können die Fortpflanzung beeinflussen. Die künstliche Befruchtung ist für viele Paare eine der letzten Möglichkeiten, doch noch das Elternglück mit einem Kind zu verwirklichen.

Die künstliche Befruchtung bringt neben dem Glück und der Freude gleichzeitig große Belastungen mit sich. Auf der einen Seite gibt es die psychisch belastenden medizinischen Untersuchungen und die sich daran anschließenden Hormonbehandlungen sowie die lange Ungewissheit je nach Verfahren, mögliche Fehlgeburten und sich wiederholende Versuche. Dies erleben die Paare oft als zermürbend und aufreibend. Was hierbei viele nicht wissen, ist, dass alle befruchteten Eizellen eine emotionale, familiäre Wirkung haben, auch wenn sie eingefroren oder nicht zur Einpflanzung verwendet werden. Sie alle brauchen ihren Platz in der Familie, sonst werden sie, wie oben bereits beschrieben, von den nächsten Familienmitgliedern vertreten, hier insbesondere von dem lebenden Kind. Auch das Unbewusste der Eltern ist mit den nicht ins Leben kommenden befruchteten Eizellen verbunden. Diese nicht benötigten Eizellen werden unbewusst gesucht bzw. projiziert, wie wir es auch von Fehlgeburten und verlorenen Zwillingen kennen. Betont sei an dieser Stelle, dass es uns nicht um eine Diskussion pro und contra geht, sondern vielmehr um einen bewussten Umgang zum Wohle aller.

Toxische Belastungen

In der heutigen Zeit gewinnt der Aspekt der Entgiftung immer mehr an Bedeutung. Der menschliche Körper ist zunehmend durch toxische Stoffe, Luftverschmutzung und Strahlen (z. B. Handy, WLAN) belastet. Es gibt Studien, die Zusammenhänge zwischen der zunehmenden Unfruchtbarkeit besonders bei Männern und dem Tragen der Handys in der Hosentasche nachweisen. (Vgl. Weber, o. J.)

Toxische und Umweltbelastungen können durch industrielle und denaturierte Nahrung, Pesti- und Herbizide, Geschmacksverstärker, Schwermetalle in der Luft, im Zahnersatz und im Essen oder durch Adjuvantien (Trägerstoffe), die bei Impfstoffen verwendet werden, in den Organismus gelangen. Dort beeinflussen sie den Stoffwechsel teils massiv und sorgen für permanente Störreize im Nervensystem. Sollte der Organismus über eine genetisch bedingte unvollständige Entgiftungsmöglichkeit in den Zellen verfügen, sind die Auswirkungen erheblich problematischer, da es im Körper zu Vergiftungsreaktionen kommen kann. Aufgrund dessen kann also der Körper der Frau und des Mannes sehr belastet sein. Hinzu kommen Schädlings-, Insekten- und Unkrautvernichtungsmittel, die zum Teil Hormone imitieren, insbesondere das weibliche Hormon Östrogen. Dies hat zur Folge, dass Störungen des männlichen Genitaltraktes zugenommen haben. Man sieht hier einen Zusammenhang damit, dass die Rate der männlichen Fehlgeburten gestiegen ist. (Vgl. Odent, 2004) Wiederholte Fehlgeburten können ein Hinweis auf Schwermetalle oder andere Belastungen im Körper sein. Wenn dies vorliegt, ist es nötig, den Organismus zu entgiften. Dazu empfiehlt es sich, einen Arzt oder Heilpraktiker aufzusuchen, der sich mit Umweltmedizin intensiv beschäftigt hat. Die Plazenta kann diese Giftstoffe nicht filtern, und so erreichen sie das Ungeborene ungehindert! In der Schwangerschaft hat dies, so Odent, einen größeren Einfluss auf die Entwicklung des Kindes als nach der Geburt. (Vgl. Odent, 2004)

Grundsätzlich empfiehlt es sich, in Vorbereitung einer Schwangerschaft auf eine gute und gesunde Ernährung zu achten. (Vgl. de Jong/Thurmann, 2008, www.geburtsakademie.de)

Vorempfängnis

„Elternschaft beginnt vor der Zeugung." BRUCE LIPTON (2006)

Unter Vorempfängnis verstehen wir die Zeit vor der Zeugung. Es könnte eine Vorbereitungszeit sein, in der beide Eltern die Hintergründe des Kinderwunsches erforschen und eine Reflexion von Erziehungsvorstellungen und dem Selbstverständnis der Elternrolle stattfindet.

Bruce Lipton, ein US-amerikanischer Zellbiologe, fand heraus, dass die fötale Entwicklung des Kindes maßgeblich durch die Einstellungen und Haltungen der künftigen Eltern beeinflusst wird. Anfang des neuen Jahrtausends wurde wissenschaftlich nachgewiesen, dass die Proteine, die um die Chromosomen gelagert sind, beständig Informationen aus der psychosozialen Umgebung speichern und diese Informationen an die Chromosomen weitergeben. Demzufolge gelangen bereits vor der Empfängnis die elterlichen Gedankenmuster in die unbefruchtete Eizelle und in das Sperma. Dies bedeutet, dass das Bewusstsein im Wesentlichen bestimmt, welche Anlagen sich im Kind entwickeln werden. Konsequent zu Ende gedacht, könnte dies heißen, dass Paare sich auf die Elternschaft vorbereiten, so wie es auch eine Vorbereitung auf die Geburt gibt. Eine bewusste Empfängnis bedeutet auch, dass Frau und Mann in der Zeit vor der Empfängnis und während der sexuellen Vereinigung sich bewusst und in Liebe öffnen, um ein Baby bzw. eine Seele einzuladen.

Über „das Wunder des Lebens"
Empfängnis ist der Moment, in dem die Eizelle sich für das männliche Spermium öffnet und es zur Verschmelzung kommt. Neuere Untersuchungen stellen fest, dass die Eizelle entscheidet, mit welchem Spermium sie verschmilzt, und dass, ähnlich wie bei der Wahl des Partners, der Geruch eine entscheidende Rolle spielt. Dann sucht die befruchtete Eizelle ihren Weg durch die Eileiter und nistet sich in der Gebärmutter ein.

1.2 Die Reise von Spermium und Eizelle sowie Konzeption in der Regressionsarbeit mit Beispielen

Eine wichtige Phase der Menschwerdung beginnt bereits vor der eigentlichen Empfängnis, also bevor Ei- und Samenzelle zusammentreffen und miteinander verschmelzen. Diese Zeit ist in jedem von uns unbewusst als Erfahrung abgespeichert. (Vgl. Terry, 2005) Sie ist durch Regressionstherapie oder Körperarbeit gezielt abrufbar. Das gilt selbstverständlich auch für alle durch künstliche Befruchtung Gezeugten sowie bei Fremdsamen- oder Fremdeizellen-Spenden in ihrer ganz eigenen komplexen systemischen Dynamik.

Ich (I.-M. T.) erinnere mich sehr genau: Als ich zum ersten Mal von dem Bewusstsein eines Spermiums las (Wilheim, 1995), fand ich es schlicht überhaupt nicht nachvollziehbar. Damals wusste ich nicht, dass ich Jahrzehnte später unter vielem anderen mit genau diesem Phänomen vollkommen selbstverständlich in Regressionen und Körperarbeit mit Erwachsenen und Kindern therapeutisch arbeiten würde …

Es braucht Offenheit, aber insbesondere Körper-Selbsterfahrungen, um diese Prägungen mit all ihren Folgen am eigenen Leibe zu erleben und sich von ihnen beeindrucken zu lassen und die persönlichen, individuellen und tief prägenden Einflüsse zu spüren. Wenn dies der Fall ist, erschließen sich völlig neue Zusammenhänge und Therapieansätze. Ausgehend von der Vorstellung, dass es in Spermium und Eizelle bereits ein Bewusstsein gibt, folgt nun ein kurzer Abriss über die vorkonzeptionelle Zeit im Überblick.

Die Reise der Samenzelle
Die Reise des Spermiums beginnt in ihrer ersten Phase mit dem Warten im männlichen Körper, um dann plötzlich, bei der Ejakulation, die eigene Energie

im höchsten Maße zu aktivieren. Die Spermien werden mit hoher Wucht herausgeschleudert und verlassen alle gemeinsam den männlichen Körper, und die ,Reise' beginnt. Viele Menschen empfinden eine sehr tiefe Rührung und ein unerklärliches Bewegtsein, wenn sie die vielen sich bewegenden Köpfe bei einem Marathonstart betrachten. Der Ursprung hierzu könnte aus diesem frühen Stadium der Menschwerdung stammen.

BEISPIEL: *Eine therapeutische Arbeit mit einem ,verhaltensauffälligen' 12-jährigen Jungen belegt dies eindrucksvoll. Offensichtlich wurden bei ihm uralte völlig unbewusste Erfahrungen, die mit existenziellen Ängsten und Fluchtimpulsen einhergingen, geweckt. Der Junge musste, weil er bei Schulausflügen ständig in Panik geriet und weglaufen ,musste', immer am Ende gehen, bis er schließlich ganz zu Hause bleiben sollte. Hellhörig wurde ich (I.-M. T.), als ich erfuhr, dass dieses Verhalten nicht vorkam, wenn er am Anfang der Gruppe lief. Im therapeutischen Spiel und mit Erfahrungen aus der Körperarbeit holte er seine ,Spermium-Reise' Sitzung für Sitzung in den einzelnen Phasen nach. Sein ,auffälliges' Verhalten reduzierte sich und löste sich schließlich vollständig auf.*

Der sehr lange, gefährliche und extrem anstrengende Weg bis hin zum Ei beginnt. Diese *Heldenreise* ist auch das Thema vieler Märchen. Die sichere Heimat wird verlassen, um in eine unbekannte, gefährliche, letztendlich aber lebensbereichernde Zukunft aufzubrechen. Viele Themen werden berührt, z. B. das ,Empfangenwerden' im weiblichen Körper und das Überwinden von Schwierigkeiten oder Hindernissen (wie die hohen Temperaturunterschiede, das saure Zellmilieu sowie mögliche ,Angriffe' von mütterlichen Zellen). Und letztlich geht es um das Durchhaltevermögen und das erfolgreiche Ankommen nach der langen, erschöpfenden Reise. Sie ist letztlich nur für etwa 50 von ursprünglich ca. 500 Millionen Spermien erfolgreich und endet vor der vergleichsweise gigantisch großen Eizelle, die ca. 100.000-mal größer als das Spermium ist.

Bei Regressionen in diesen ,Reiseabschnitt' werden von vielen Klienten aktuelle väterliche Emotionen und Erfahrungen wahrgenommen: einerseits die innere Haltung des Vaters als Mann, seine Ambivalenzen und Ängste, seine Lust, seine Kraft, seine männliche, vorwärtsdrängende Energie – andererseits auch das persönliche Erleben und die unbewussten Signale der empfangenden Frau/Mutter. Das können z. B. Freude, versteckte Ablehnung (vielleicht auch gegen den eigenen Körper), unbewusste traumatische Erfahrungen aus der Kindheit (viele Mütter bzw. Großmütter haben Kriegserfahrungen in ihren Zellen gespeichert) oder Ambivalenzen gegenüber der Partnerschaft oder einer möglichen Schwangerschaft sein. Auch ein vielleicht nur temporär abwehrender weiblicher Körper etwa bei einer Zeugung unmittelbar nach einem Streit kann dazu führen, dass sich die Erfahrung von ‚Kämpfen gegen scheinbar nicht endende Widerstände' als sehr frühe Zellerfahrung implementiert.

Die Reise der Eizelle

Auch hier steht zu Beginn eine Zeit des Wartens – es ist allerdings ein Warten über Jahrzehnte (!), da sich der Eierstock der eigenen Mutter bereits bildete, als sie selbst ein erst 8 Wochen alter Fötus war. Beim Ei-‚Sprung' selbst, der sehr langsam geschieht, verlässt dann das herangereifte Ei den Eierstock. Emotional kann dies mit einem tiefen Gefühl von Abschied oder Trauer, aber auch mit Konkurrenz und Wettbewerb einhergehen, und selbst depressive Stimmungen können in dieser frühen Zeit ihren Ursprung haben. Hier lässt sich häufig der eigene innere Widerstand der Seele finden, überhaupt ins Leben zu gehen oder auch eine große Sehnsucht nach Gemeinschaft. (Auch diese ‚emotionale Reise der Heldin' lässt sich in Märchen, Sagen und Filmen wiederfinden.)

Im nächsten Abschnitt dieses archetypischen Transformationsweges schwebt das Ei für eine sehr kurze Zeit durch den freien Bauchraum zum Eileiter. Orientierungslosigkeit, Verlorenheit oder Ängste können damit verbunden sein – genauso aber ein genussvolles, seliges Dahingleiten. Das Alte wurde bereits verlassen und das Neue, Unbekannte ist noch nicht erkennbar. Bereits hier können sich Urvertrauen und die Fähigkeit, Dinge geschehen zu lassen, bilden, ebenso aber auch die Angst vor dem Neuen. Diese Phasen in der (Spiel-)Therapie nachzuholen und therapeutisch zu bearbeiten, ist vor allem für Kinder nach einer künstlichen Zeugung sehr wichtig.

Der erste Kontakt mit der Enge des mütterlichen Eileiters kann als warm, weich, glatt, einladend …, aber auch als hart, dunkel, kalt, feindlich oder abstoßend empfunden werden. Diese individuellen Erfahrungen können auch noch Jahrzehnte später spürbar sein. Doch wie dem im Einzelnen auch sei: Am Ende nähern sich die Spermien (welche in den Regressionen interessanterweise oft zuallererst gehört werden) – die Zeugung steht unmittelbar bevor …

Die Konzeption

Die Verschmelzung von Spermium und Eizelle geschieht bereits im Eileiter. Das ist ein sehr komplexer Vorgang, dessen Erläuterung den Rahmen der vorliegenden Ausführungen sprengen würde, der aber während der Ausbildung ausführlich dargestellt wird. Die wenigen verbleibenden Spermien nähern sich dem Ei. Sie müssen mehrere Zellschichten überwinden, bis sie direkt an die löchrige Ei-Oberfläche gelangen. Im Bildband von Lennart Nilsson *Ein Kind entsteht* verdeutlichen Fotos diese Phase eindrucksvoll. (Vgl. Nilsson, 1995; Drews, 1993)

Was nun abläuft, ist für viele möglicherweise neu, denn das (aus der Sicht des Spermiums gigantisch große) Ei rotiert, rolliert sehr langsam und dreht sich so lange, bis es die geeignete Öffnung für ‚sein' Spermium gefunden hat, d. h., nicht das beste, schnellste oder ‚schönste' Spermium ‚gewinnt', sondern die Eizelle wählt. Am Spermienkopf und an der Öffnung, in die es hineingezogen wird, befinden sich Rezeptoren, die wie Schloss und Schlüssel perfekt zusammenpassen. Die hochkomplexen biologischen Transformationsvorgänge beginnen bereits vor diesem Moment, wenn der Kopf der Samenzelle über biochemische Verbindungen mit dem Ei (wie mit einem Klettband) untrennbar verbunden ist. Beim Nacherleben dieser Verschmelzung der beiden Zellkerne fühlen viele Klienten eine tiefe Hingabe, ein Loslassen, tiefe Freude, ja sogar Lichterfahrungen … Genauso können hier aber tiefe traumatisch geprägte Erlebnisse ihren Ursprung haben. Aus der individuellen Perspektive des Spermiums kann das als Überlebenskampf der individuellen Zelle empfunden werden, die ja letztendlich sterben und sich auflösen muss, um ihr Genmaterial in der Eizelle freizugeben und damit das Zusammenkommen der Chromosomensätze zu ermöglichen. Migräne-, Panikanfälle oder auch körperliche Hyperaktivität wie etwa ‚zappelige Beine bzw. nicht stoppbare wippende Füße' haben hier manchmal ihren Ursprung. Viele Kinder werden motorisch deutlich ruhiger, nachdem sie in der Spieltherapie diese Auflösung nachgespielt haben. Wie tief und elementar sich diese spezifischen Einflüsse auswirken können, wird oft erst deutlich, wenn ein Trauma erfolgreich gelöst wurde.

Jener Verschmelzungsmoment beinhaltet auch das Erleben der Seelenverkörperung. Das geschieht bei jedem Menschen auf eine individuelle und einzigartige Weise – es fühlt sich aber stets wie ein heiliger Moment oder Prozess an, der (ähnlich wie beim Sterben, wenn die Seele den Körper wieder verlässt) fließend verlaufen kann. Schon vor der Konzeption kann das Empfinden der

Seele bereits mit der Samenzelle oder der Eizelle verbunden sein. Die Seele kann sich aber auch während der Befruchtung selbst sowie während der Zellteilung danach – so die Erfahrungen von Regressionsklienten – vergleichbar einer Wellenbewegung hinein- und hinausbewegen. Oft wird das ‚Beseelen' als stetig fortschreitender Verdichtungsprozess empfunden.

Die Reise

Nach der Konzeption im Eileiter teilen sich die Zellen, wie bereits erwähnt, unvorstellbare 50.000 Mal pro Sekunde! Währenddessen rollt der sich teilende Zellhaufen nun langsam den Eileiter hinunter (bzw. er wird über die Härchen des Eileiters transportiert). Gerät diese Bewegung ins Stocken, kann sich bereits hier ein akuter Versorgungsmangel einstellen, wie das *Beispiel* eines Klienten zeigt, der in dieser Phase fast in einen rauschähnlichen Zustand geriet. Diesen versuchte er so lange zwanghaft zu wiederholen, bis er den Zusammenhang für sich erkannte und mittels Körperarbeit eine positive Erfahrung als Heilungsmuster festigen konnte.

Es folgt der tiefe Fall in die Gebärmutterhöhle. Hier können übrigens manche ‚Fall-Träume oder -Ängste' ihren Ursprung haben. Die nun allmählich hungernde Eizelle verliert ihre schützende Schale und landet tief im Uterusgewebe, wo sie sich schnell einnisten muss, weil sie sonst zugrunde geht. Die Umgebung kann einladend, weich und kuschelig sein, oder auch kalt, eisig und karg. Und die Eizelle muss aufnehmen, was sie in ihrem neuen Zuhause vorfindet – seien es nun fruchtbare, üppige Nährstoffe jeder (auch emotionaler) Art oder auch das Gegenteil davon. Diese hohe Ambivalenz, um des Überlebens willen ungute, überbordende oder negative Nahrung aufnehmen zu müssen, ebenjene aber gleichzeitig abwehren zu wollen, kann sich später als bulimische Essstörung zeigen. Das – ebenso wie die Auflösung der Symptome – habe ich in der Praxis vielfach erlebt, nachdem die Einnistung in der Therapie bei Erwachsenen oder bei Jugendlichen erfolgreich bearbeitet war. Im Optimalfall wird die *Einnistung* als ein sanftes Landen auf weichem, nährstoffreichem Untergrund empfunden, verbunden mit einem Gefühl von Ankommen und Willkommensein. Auch das kann im Nachhinein, insbesondere nach einer künstlichen Befruchtung, therapeutisch positiv ‚inszeniert' werden.

Nur wenige Tage später bilden sich Plazenta und Nabelschnur, und es beginnt der *erste physische Kontakt zwischen Mutter und Kind*. Der Fötus wird mit Sauerstoff und Nahrung versorgt, hat aber über neuronale Botenstoffe bereits Anteil an den mütterlichen Emotionen und ihrem Erleben. Meistens weiß die Mutter zum Zeitpunkt der Einnistung noch nichts von ihrer Schwangerschaft, d. h., es besteht (noch) etwas wie ein Schutzraum für die Entwicklung des neuen, sensiblen Lebens. Dieser erste physische Kontakt zwischen Mutter und Kind kann ganz entscheidend dafür sein, ob sich tiefes Vertrauen bildet und die Seele bleibt.

2 Schwangerschaft und ihre Prägungen

Ist die Einnistung geglückt, beginnt für alle Beteiligten eine in jeder Hinsicht aufregende Lebensphase, denn die Schwangerschaft ist im Leben einer Frau ebenso wie für den werdenden Vater und erst recht für das Ungeborene eine einzigartige Zeit. Was geschieht während der Schwangerschaft und welche Faktoren bzw. welche persönlichen Erfahrungen wirken sich prägend für das Kind und seine kommende Entwicklung aus? Wie schon in der Zeit vor der Konzeption ist die Menschwerdung ein ständiger körperlicher und emotionaler Wachstums- und Anpassungsprozess. Stress oder Enge werden oft mühelos überwunden und die nächste Phase beginnt.

Wichtig finden wir es, an dieser Stelle klar zu benennen, dass ambivalente Gefühle von Mutter und Vater oft vorkommen. Den Erfahrungen nach, die wir in Regressionen beobachten, kann auch bereits das Ungeborene ambivalente Gefühle haben: „Ist es der richtige Zeitpunkt?", „Möchte ich wirklich auf die Erde?" usw. Diese Erinnerungen lassen die Hypothese aufkommen, dass die Eltern und der Fötus eigenständig sind und sich doch in einer unmittelbaren Wechselbeziehung befinden. Für die meisten Menschen sind die Ambivalenzen ein Teil dieser ersten Wochen oder sogar Monate. Ängste und Sorgen sind häufig gepaart mit Vorfreude und Aufregung. Alte, oft unbewusste oder unbewältigte Themen ‚klopfen an die Tür' und wollen gesehen oder verarbeitet werden. Wenn sich durch eine gute Betreuung und Aufklärung einer Hebamme, Doula oder in einem Geburtsvorbereitungskurs die Sorgen und Ängste nicht legen, kann therapeutische Unterstützung in dieser Zeit besonders hilfreich sein. Ebenso natürlich wie eine weit im Vorhinein prophylaktische, achtsame Beschäftigung mit einer zukünftigen Schwangerschaft. Speziell diesen Punkt finden wir wichtig, denn eine gute, umfassende Hebammenbegleitung und Geburtsvorbereitung und ggf. zusätzlich eine psychologische Schwangerenbegleitung sind der Schlüssel für eine positive Geburtserfahrung.

Welche konkreten Informationen benötige ich als Therapeut, und zwar jedweder Fachrichtung, um später mit erwachsenen Klienten, aber vor allem mit Kindern gezielt und erfolgreich an dieser wichtigen Zeit arbeiten zu können? Insbesondere bei traumatischen Erfahrungen ist es sinnvoll, so früh wie möglich mit einer therapeutischen Unterstützung zu beginnen.

2.1 Schwangerschaft, Pränatale Bindung, Frühgeburt

9 Monate

Die Schwangerschaft wird in drei Phasen, Trimester, eingeteilt. Das *erste Trimester* geht etwa bis zum Ende des 3. Monats. Es ist die Zeit, in der sich Mutter und Baby aufeinander einstellen, die Schwangerschaft sich festigt und der Körper des Babys mit all seinen Funktionen angelegt wird. Von Anfang an kann das Baby bewusst wahrnehmen, und es besteht eine Verbindung zwischen der Mutter und dem Baby. Äußerlich wird diese Zeit begleitet von einer großen Müdigkeit der schwangeren Frau, wodurch sie oft verlangsamt wird, damit ein gesundes Zellwachstum stattfinden kann. In den ersten Wochen und Monaten ist das Baby damit beschäftigt anzukommen, genau wie sich die Mutter ebenfalls in diesen neuen Lebensabschnitt einlebt. So wie Mütter diese erste Phase sehr unterschiedlich erleben, sich von Beginn an sehr wohl fühlen oder vielleicht ambivalent oder unsicher sind, so empfinden auch die Babys den Wechsel in das irdische Leben, die Verbindung von Seele und Körper unterschiedlich. Je nach den Lebensumständen und persönlichen Vorerfahrungen der schwangeren Frau fühlt sie sich sicher geborgen und voller Freude, oder eben nicht. Dabei kann die Aktivierung der Prägungen aus der eigenen Zeit als Baby im Mutterleib eine große Rolle spielen. Eine gewisse Ambivalenz – zwischen Freude und Unsicherheit – scheint dazuzugehören, da die Schwangerschaft immer auch ein Abschied von dem bisherigen Leben darstellt. Gerade für Frauen in unserer Gesellschaft, die ihren Beruf gerne ausüben und finanziell unabhängig sind, ist es eine große Umstellung, diese Sicherheit aufzugeben und sich auf den Lebensrhythmus eines Babys einzulassen.

Das *zweite Trimester* zwischen dem 4. und 7. Monat wird oft als stabile Phase empfunden. Mutter und Baby haben sich ‚eingelebt', der Kreislauf hat sich stabilisiert und beide fühlen sich wohl. Es ist eine Zeit des Wachsens und des Spürens. Zwischen der 18. und der 21. Woche werden in der Regel die ersten Kindsbewegungen von der Mutter wahrgenommen.

Das *dritte Trimester* bezeichnet die Zeit vom 8. Monat bis zur Geburt. Das Baby und der schwangere Bauch werden immer größer, die Bewegungsfreiheit ist eingeschränkt, alles ist beschwerlicher. Es beginnt der Abschied von der gemeinsamen Zeit. Mutter und Kind richten sich mehr und mehr auf die Geburt aus, und sie erleben dies unterschiedlich, ungeduldig oder noch bleiben wollend, je nach persönlicher Beziehung, Prägungen und äußeren Umständen. Es ist bekannt, dass das Baby den Impuls für natürliche Wehen gibt, also seinen Geburtszeitpunkt selbst bestimmt.

Pränatales Bonding

„Man sieht nur mit dem Herzen gut. Das Wesentliche ist für die Augen unsichtbar." ANTOINE DE SAINT-EXUPÉRY: DER KLEINE PRINZ

Kontakt zum Baby

Eine Studie von Kai von Klitzing (vgl. Klitzing, 2009) zeigt, dass die Bindung und Beziehung, die die Eltern während der Schwangerschaft zu ihrem Kind aufbauen, sehr viel tragfähiger ist als jene, die erst nach der Geburt entsteht. Da das Baby die ganze Zeit wahrnimmt und Informationen aufnimmt, können Mutter und Vater auf vielfältige, ganz einzigartige und individuelle Weise einen bewussten Kontakt aufbauen, indem sie das Baby im Bauch streicheln oder mit sprechen oder singen. Dabei ist es wichtig, den persönlichen Impulsen zu folgen. Je entspannter und sicherer die Situation ist, desto leichter fällt es den werdenden Eltern, sich auf ihr Baby einzulassen. Entspannungsübungen und geführte Mediationen unterstützen sie darin, eigene Erwartungen, Gedanken und Ideen von Botschaften und Signalen des Ungeborenen zu unterscheiden. Die Wahrnehmung mit dem Herzen lässt den Kontakt und das Verstehen von Botschaften stärker werden.

Babys reagieren und kommunizieren sehr früh, sie nehmen alles wahr und lernen daraus. Diese Fähigkeit besitzen sie, lange bevor Kindsbewegungen zu spüren sind. Sie freuen sich, wenn ihnen Aufmerksamkeit geschenkt wird, und es geht ihnen gut, wenn sich die Mutter wohlfühlt. In dem Buch *Babys wollen reden* beschreibt die Ärztin und Psychotherapeutin Dr. Dorothea von Stumpfeldt die Methode, mit der schwangere Frauen eine bewusste Verbindung zu ihrem Baby aufnehmen und auch die Ungeborenen z. B. über die bevorstehende Geburt sprechen. (Vgl. Stumpfeldt, 2016, Ferrari, 2014) Die Bindungsanalyse liefert vergleichbare Ergebnisse. (Vgl. Hidas/Raffai, 2006) – Weitere empfehlenswerte Bücher zum Thema pränatales Bonding sind im Literaturverzeichnis (vgl. Marnie, 1991; Verny/Weintraub, 1997; Lorenz-Wallacher, 2003) zu finden.

Für die Eltern wie für das Kind ist es sehr berührend, wenn es darüber hinaus Zeit für eine gelebte ‚Dreisamkeit' gibt. Beide Eltern haben zum Baby schon in der Schwangerschaft eine ganz eigenständige Beziehung. Ist diese Bindung, im Englischen Bonding genannt, gut entwickelt, werden auch schwierige Phasen gut bewältigt.

Ray Castellino und sein Team konnten nachweisen, dass Babys, deren Eltern in der Schwangerschaft mit ihnen gesprochen haben und ihnen äußere Gegebenheiten erklärten, nach der Geburt viel differenzierter sind. Dies beinhaltet, dass das Baby unterscheiden kann, ob die Eltern sich ihm zuwenden oder diese mit anderen Dingen beschäftigt sind. (Vgl. Castellino, 2000) Ein Schlüsselsatz bei stressigen Alltagssituationen, die jedoch nicht mit dem Ungeborenen in Zusammenhang stehen, lautet: „Das hat nichts mit Dir zu tun, auch wenn Du es durch mich (Mutter) miterlebst." Genauso hilfreich ist es, das Baby auf Untersuchungen und Eingriffe vorzubereiten, so wie man es heute auch mit Kindern (hoffentlich) macht. Es ist zu beobachten, dass das Ungeborene dann nicht so erschrocken bis hin zu traumatisiert ist, als wenn es überrascht wird.

Geschwisterbeziehungen sind etwas ganz Eigenes. Das Baby lernt seine Geschwister bereits in der Schwangerschaft kennen, aber es ist auch oft so, dass die Kinder bereits früher von der Schwangerschaft wissen als die Mutter selbst. Die Geschwister nehmen das Baby umso selbstverständlicher auf, je mehr sie in dieser Phase bereits einen Kontakt zu ihm herstellen und das Ungeborene bereits Teil des Familienlebens ist. Manche malen das Baby von außen auf den schwangeren Bauch, um es altersgemäß konkreter werden zu lassen. Sollte die geschwisterliche Beziehung schwierig sein, lohnt es sich, auf Familiendynamiken zu achten. Diese Verstrickungen können durch eine systemische Familientherapie und die systembezogene Arbeit des Familienaufstellens (siehe Kap. 1) gelöst werden.

In Kulturen, in denen die Familie weit mehr im Vordergrund steht als in unserer, wird die Schwangere vor Negativem geschützt und bekommt viel positive Aufmerksamkeit, damit es ihr und dem Baby so gut wie möglich geht und beide sich gesund entwickeln. Dieses Wissen und der Respekt vor dem Leben ist in unserer Gesellschaft, in der die wissenschaftliche Dominanz und die Verlagerung von Beruf und Erfolg den Vorrang hat, leider in den Hintergrund gerückt.

Es wäre wünschenswert und gesundheitsfördernd, wenn die Zeit der Schwangerschaft wieder diesen Stellenwert in unserem sozialen Gefüge bekäme und man Schwangeren positiv, respektvoll und im besten Fall liebevoll im Privaten wie auch im Beruf begegnen würde. Anstelle des kritischen Blickes, ob alles in Ordnung' ist, und des oft zu beobachtenden Umstands, dass erst verschiedenste Untersuchungen abgewartet werden, bevor man Freude und eine Beziehung zum ungeborenen Baby entstehen lässt. Letzteres ist ein viel entscheidenderer Sicherheitsfaktor als alle Geräte und Tests zusammen.

Ernährung

Wir leben in einer Welt, in der wir uns abwechslungsreich, gesund und ausgewogen ernähren können. Die Grundlage von Fetten, Proteinen, Kohlenhydraten, Zucker, Ballast- und Vitalstoffen wird schon in der Schule gelehrt. Es gibt genügend Literatur dazu, sodass wir nicht näher darauf eingehen müssen, auch wenn es sehr wichtig ist. Schwangere werden am Anfang der Schwangerschaft informiert und aufgeklärt. Sie achten, etwa bedingt durch die auftretende Übelkeit oder den gesteigerten Geruchssinn, z. T. selbst darauf. Die Hebamme Ingeborg Stadelmann beschreibt in ihrem Buch *Hebammensprechstunde* die Wirkung und Anwendung von Kräutern, von Homöopathie, Aromatherapie und Bach-Blüten, speziell bezogen auf die Beschwerden, die in einer Schwangerschaft auftreten können, und als Vorsorge. (Vgl. Stadelmann, 2018; Thurmann, 2017a)

Wie schon in Kapitel 1 beschrieben, gelangen Schadstoffe ungefiltert zum Ungeborenen. Sie können sich vorstellen, welche Auswirkungen und welchen Einfluss dies auf das Wachstum des Embryos haben kann, dessen Zellen sich ständig in einem rapiden Tempo vervielfältigen und wachsen.

Frühgeburt

Eine Geburt wird als Frühgeburt definiert, wenn sie vor der 37. Schwangerschaftswoche (SSW) stattfindet. In Deutschland werden Frühgeborene in der Regel ab der 24. SSW auf der Intensivstation betreut. Ab der 28. Woche sind die Organe des Babys so gut entwickelt, dass die Wahrscheinlichkeit einer gesunden Entwicklung steigt. Für die Eltern ist es meist ein Schock, wenn aufgrund einer Unterversorgung, eines Infektes, eines vorzeitigen Blasensprungs oder anderer Ursachen die Schwangerschaft viel zu früh endet und das Baby getrennt von ihnen auf einer Intensivstation liegt. Oft fehlt die Zeit, dass sich dieser Schock lösen kann, denn endlich zu Hause, nimmt der Alltag mit dem Neugeborenen den meisten Raum ein. Dennoch ist eine professionelle psychologische Nachsorge sehr zu empfehlen, um eine Posttraumatische Belastungsstörung zu vermeiden.

Dr. Marina Marcovich führte die in den 70er-Jahren in Südamerika entdeckte Känguru-Methode in den 80er-Jahren erfolgreich in ihrer Kinderklinik ein. (Vgl. de Jong/Marcovich, 2003) Der Lebensraum des Frühchens im Inkubator wurde mit Wärmeflaschen ausgestattet, um für das Baby einen begrenzten, beweglichen Raum ähnlich wie im Mutterleib zu schaffen. Das Baby durfte auf Mutters oder Vaters Brust liegen und die Eltern versorgten es soweit möglich selbst. Das half dabei, diese Zeit als weniger traumatisch zu erleben. Dr. Linderkamp führte diese Methode viele Jahre in der Heidelberger Klinik fort. Leider hat die technisierte Überwachung in vielen Kliniken eine Vorrangstellung eingenommen und die Bedeutung der emotionalen Bindung und des Kontaktes für eine gesunde Entwicklung des Kindes in den Hintergrund gedrängt.

Das Wochenbett kann immer zu einem späteren Zeitpunkt nachgeholt werden. Gelingt es im privaten Umfeld nicht, ist der therapeutische Rahmen ein sicherer Ort, um dies nachzuholen. (Vgl. Meissner, 2011) In der therapeutischen Begleitung ist meist der erste Schritt, dass die erlebte Geschichte wertfrei gehört und anerkannt wird. Dann gilt es herauszuarbeiten, welche Situationen als traumatisch erlebt wurden und was die Klientin gebraucht oder sich gewünscht hätte. Ist die Klientin stabil und fühlt sich in diesem Rahmen sicher, kann man sie einladen, sich jetzt das vorzustellen, was sie in der erlebten traumatischen Situation gebraucht hätte. Dies kann sehr heilsam sein. Wenn diese Intervention eher destabilisierend wirkt und bei der Klientin überwältigende Gefühle aktiviert werden, findet eine Re-Orientierung hin zum Hier und Jetzt, mit dem, was hier als angenehm, sicher usw. empfunden wird, statt. (Vgl. Levine, 1998) Über die physische Entwicklung des Kindes gibt es ausreichend Literatur. Wir empfehlen den Embryologie-Taschenatlas, die Internetseite von Kola B. Brönner (www.geburtsakademie.de) und die 3-D-Ultraschallbilder von Campbell mit sichtbaren Emotionen des Babys im Mutterleib. (Vgl. Campbell, 2004; Drews, 1993)

2.2 Ahnung, Entdeckung, Folgen

In der Regressionstherapie mit Erwachsenen und in der prä- und perinatal basierten systemischen Kinder- und Jugendlichentherapie interessiere ich (I.-M. T.) mich immer für die Zeit der Schwangerschaft und für den Geburtsablauf im Detail. Ohne eine wirklich exakte Anamnese ist es oft kaum möglich, die ‚Symptome' in ihrem Zusammenhang zu verstehen und sie entsprechend zu behandeln. Schwangerschaft und Geburt werden, so sehen es viele Experten, in ihrer Prägung weit unterschätzt. Erfahrungen aus dieser Zeit deuten zu können, öffnet für alle Therapeuten, gleich welcher Fachrichtung, völlig neue therapeutische Wege.

In Kapitel 1 wurden die möglichen Prägungen aus der präkonzeptionellen Zeit bis hin zur Einnistung beschrieben. Die Bildung und anschließende Öffnung der Nabelschnur ist der erste direkte Kontakt zwischen Mutter und Kind. Er ist elementar und kann, wie aus Regressionen bekannt ist, sehr unterschiedlich erlebt werden, nämlich als harmonisch, irritierend oder auch als völlig überflutend. Auch die Qualität der Nahrung (Menge, Geschmack) spielt eine Rolle. Bei *Höhlenspielen* mit Kindern, die diese frühe Zeit im Blick haben, erfrage ich dazu fast immer: „Wie schmeckt es?", „Ist es genug?", „Ist es das für Dich Richtige?". Und die Kinder geben Antworten wie: „Oh ja, es ist lecker, aber zu wenig." Oder auch: „Das ist aber bitter, uahh." Und meistens: „Ja, ist genug, ist lecker, schön süß …" Auch in Regressionen mit Erwachsenen sind Erinnerungen aus dieser Zeit auf beeindruckende Weise abrufbar: „Boah, da kommt alles, was ich brauche!! Es fühlt sich überwältigend an. Da ist so viel Kraft!"

Wie Thomas Verny bereits 1981 (!) schrieb, ist das Ungeborene von Beginn an wahrnehmend, sensibel, offen und völlig ungeschützt. Es hat keine Möglichkeit, negative oder gar traumatische Erfahrungen abzuschwächen oder zu verarbeiten. Die Auswirkungen können laut Verny bis hin zu Persönlichkeitsveränderungen reichen (vgl. Verny, 1981). Das gilt insbesondere für den Moment, in dem die Mutter entdeckt, dass sie schwanger ist: die Entdeckung – Fachleute sprechen auch vom Entdeckungstrauma. Diese vorgeburtliche Erfahrung hinterlässt meiner Erfahrung nach den tiefsten und nachhaltigsten Eindruck und beeinflusst uns weit mehr, als es uns in der Regel bewusst ist. Dieser *Entdeckungsmoment* kann viele, sehr unterschiedliche Gefühle beinhalten und zum

Teil hochambivalent sein. Freude, Ängste, Sorgen oder Verunsicherung befinden sich in einem einzigartigen und individuellen Cocktail. Die frühen kindlichen Reaktionen enthalten aber durchaus auch Ärger, Empörung oder Trotz, so belegen es viele Regressionsprotokolle eindrucksvoll. (Vgl. Behrmann, 2008; Janus [Hrsg.], 1990) Das kann sich beeinflussend auf die sich entwickelnde Mutter-Kind-Beziehung auswirken, aber auch für den Schwangerschaftsverlauf und für die Geburt selbst von Bedeutung sein.

Auch wenn man heute aus Studien weiß, dass sich bei 90% aller Frauen ursprünglich negative Gefühlen bis zu den ersten wahrnehmbaren Kindsbewegungen auflösen und positiv verändern, so ist es doch ein tiefer erster Eindruck (vgl. Lüpke, 1999), der sich in Kontakthemmungen oder Ängsten vor neuen Situationen zeigen kann. Ich (I.-M. T.) unterteile diese Phase oft in drei Abschnitte mit jeweils unterschiedlichen, aufeinander aufbauenden Auswirkungen für das Ungeborene: in die allererste Ahnung, die deutliche Ahnung und das sichere (und oft vom Arzt bestätigte) Wissen. Bei der *ersten Ahnung* fühlt der Fötus meist eine erste Irritation. Darauf folgen dann deutlicher auftretende Gefühle und erste Körperwahrnehmungen wie Kälte, Sauerstoffmangel (durch Stress oder Rauchen) oder der Impuls, sich zusammenzuziehen, und es kann bis hin zu einem inneren Abschalten oder Fluchtimpuls kommen. Ängste, Verzweiflung, Panik werden ebenso gespürt wie große Freude. Bei großer Freude oder Glück wird körperlich oft der freie Platz, Ausdehnung, Wärme oder Bewegungsfreude gefühlt.

Wie die Mutter – so das Kind, das bestätigt sich in den Regressionen immer wieder. Die Mutter empfindet beispielsweise Freude, tiefe Verunsicherung oder Angst, und die Klienten, in ihrer Tiefenentspannung befragt, reagieren emotional stets ähnlich, nämlich erfreut, verunsichert oder ängstlich.

Ambivalente Gefühle können sich wie eine energetische Lähmung anfühlen, z. B. große Freude zeitgleich gemischt mit Ängsten vor einer (erneuten?) Fehlgeburt oder Sorgen vor den Reaktionen nahestehender Menschen (Mann, Eltern, Vorgesetzte), die zu deutlich verhaltener Freude führen können. Das gilt natürlich insbesondere für die sogenannten Überraschungskinder, die sich für die Eltern oder für die Mutter völlig unerwartet einstellen, und die bis zur (oftmals sehr schnellen) Akzeptanz erst einmal eine Kaskade von sehr unterschiedlichen Gefühlen auslösen können. Im Positiven wie im Negativen und ebenso in ambivalenten Situationen hinterlassen diese Prägungen ihre feinen, aber deutlichen Spuren. Die Auswirkungen können sich lebenslang in meist vollkommen unbewussten Verhaltens-, Denk- oder Handlungsmustern zeigen und sich im Selbstwert widerspiegeln. Der therapeutische Effekt ist enorm und oft überraschend erleichternd, nachdem diese Zeit bearbeitet ist und z. B. unbewusste Re-Inszenierungen (wie ambivalente oder ablehnende Partner oder Situationen, in denen man immer wieder mit diesen – altbekannten, aber vergessenen – Gefühlen konfrontiert wird) beendet werden konnten.

Es gibt darüber hinaus noch eine bisher wenig beachtete Facette. Selbst wenn es sich um ein gewünschtes Kind handelt, bleibt die Frage, ob es von den Eltern auch in seinem Geschlecht erwünscht ist. So sagte eine Klientin: „Ich will kein männliches Wesen in mir haben!" Diese Ablehnung kann eine tiefe seelische Verletzung sein und sehr schwer wiegen, denn das eigene Geschlecht ist eine Tatsache, die sich naturgemäß vollkommen dem menschlichen Einfluss entzieht. Unbewusste Verhaltensmuster und Geschlechtsidentifikationen können hier ihren Ursprung haben und sich auf das psychische Wohlbefinden ebenso auswirken wie auf Intimität, Vertrauen und die spätere Bindungsbereitschaft.

Willkommensein, Ambivalenz oder (erste) Ablehnung

Für Fachleute ist es notwendig, immer wieder innerhalb der menschlichen Entwicklung inhaltliche Bezüge und Parallelen herstellen zu können. Das *Grundprinzip des Ankommens* findet in jedem der einzelnen Stationen der Menschwerdung statt. Das Gleiche gilt auch für die entsprechende Reaktion auf die eigene Existenz: Die kann reichen vom absoluten Willkommensein über eine ambivalente Reaktion bis hin zu Gefühlen der Ablehnung, die bis zu Abtreibungsgedanken reichen können.

Man findet dieses Thema bereits vor der Konzeption, wie in Kapitel 1 gesehen, nämlich dann, wenn das Spermium im weiblichen Körper ankommt und eine durch Wärme und saures Milieu physikalische Herausforderung meistern muss. Um Ankunft geht es parallel dazu auch nach dem Eisprung bei der Ankunft des Eies im Eileiter. Die Frage, wie Spermium oder Eizelle aufgenommen und empfangen werden, setzt sich nach der Konzeption bei der Einnistung fort. Seinen prägenden Höhepunkt erlebt das Ungeborene bei seiner ‚Entdeckung' und die Reaktionen auf seine Existenz und natürlich ebenso bei der Geburt. Auch hier findet sich das Prinzip des ‚Ich zeige mich und werde gesehen und in Empfang genommen', sei es in Ruhe, liebevoll, mit viel Kontakt und Wärme oder in hektischer Atmosphäre oder unter dramatischen Umständen.

Das bei allen Kindern so sehr beliebte Kinderspiel ‚Kuckuck-da' greift genau dieses Prinzip auf. Wo ist das Baby, das Kleinkind? Hinter einer Decke, seiner eigenen Hand, versteckt unter dem Tisch …? Und dann wird es entdeckt: ‚Ahh, da bist du ja', und es lacht – meist laut und voller Freude! Dieses und viele andere Elemente aus der Traumaarbeit kommen in Psychomotorik-Stunden für Kinder zur Anwendung. (Vgl. Eckert, 2015, 2016) Und genau diese positive Erfahrung kann in der Therapie scheinbar beiläufig nachgeholt werden. Bei Erwachsenen gilt das Heilungsmuster z. B. durch einen offenen, freundlichen und herzlichen Empfang zu Beginn der Einzelsitzungen. Auch hier kann bereits, fast unbemerkt, Heilung stattfinden. Diese erfolgreiche Technik der Beiläufigkeit findet sich auch in der Hypnotherapie. (Vgl. Erickson/Rossi, 2016)

Allein die Schwangerschaft zeigt an, dass sich das Kind so willkommen fühlt, dass es sich einen Platz gesucht und sich genistet hat. Die Basis für das Urvertrauen ist gelegt. Mit welchen weiteren Prägungsfaktoren es im Verlauf der Schwangerschaft umgehen muss, wird deutlich, wenn man auf die Auswirkungen vom möglichen Stress in der Schwangerschaft schaut oder sich mit dem traumatischen Phänomen des vorgeburtlichen *Zwillingsverlustes* befasst.

In der Therapie mit Erwachsenen ist das Ungeborene häufig mit einer Flut von Emotionen, in Form von ausgeschütteten Neuropeptiden, konfrontiert. Als Ansatz bieten sich körpertherapeutische *Ausleitungsübungen* an, die die Klienten sofort und unmittelbar in den Modus des Fühlens versetzen. Oft sind es für sie die allerersten Momente des Gewahrseins, der Selbstwahrnehmung, nachdem ihre Existenz entdeckt wurde. Die Reaktionen können sehr tief greifend sein.

BEISPIEL: *Mir fällt eine junge Frau ein, deren sensible Mutter bereits ab der Zeugung spürte, dass sie schwanger war. Sie freute sich unbändig, sprach ständig mit dem Baby, erzählte ihm alles, befragte es und ‚bombardierte' es, so nannte es die Klientin, mit Aufmerksamkeit und Zuneigung. Die Klientin war sehr zielorientiert, sie sprach extrem schnell, sie konnte nicht allein sein, stand körperlich extrem unter Spannung, war wie auf der Flucht und verlor sich selbst ständig, sobald sie mit anderen (Familie, Lebensgefährte)* *zusammen war, sie wirkte wie ‚aufgezogen', fahrig und war immer in Bewegung.*

Hier wird der Versuch deutlich, den vorgeburtlichen Stress auch noch Jahre später abzubauen. (Vgl. Emerson, 2014) Übungen, die völlig verhärtete Nabelregion zu ‚schützen', mit ihren Händen, danach mit (zunehmend mehr) Kissen zu bedecken, brachten ihr ein völlig neues Lebensgefühl – RUHE. Sie spürte sich zum allerersten Mal selbst und war davon völlig überwältigt. In den Sitzungen lernte sie allmählich zu unterscheiden: ‚Wo bin ich, wo ist mein Gegenüber?' – ein Thema, das ja viele Menschen betrifft: ‚Wie bin oder trete ich in Kontakt, und spüre mich weiterhin selbst?'

Ganz anders bei Kindern: Bei ihnen geschieht dieser Vorgang im *Spiel* vollständig unbewusst. Sie befreien sich z. B. eher auf der symbolischen Ebene oder körperlich von vorgeburtlichen Belastungen, und das Spiel könnte *beispielsweise* heißen: ‚Ich werfe alle Dinge aus meiner Höhle, die da nicht hingehören, hinaus.' Der Effekt ist oft beeindruckend, die Kinder atmen tiefer, sie werden fröhlicher, öffnen sich und wirken direkt nach den Übungen, aber vor allen Dingen in den Wochen danach dauerhaft, befreiter. In der prä- und perinatal basierten Spieltherapie gibt es vielfältige Bewältigungsmöglichkeiten. – Das Thema des vorgeburtlichen Zwillingsverlustes, der in unserer therapeutischen Praxis häufig vorkommt, wird in Kapitel 5 behandelt.

3 Geburt

„Gebären in Geborgenheit und Sicherheit" CHRISTINA HURST-PRAGER

Die Geburt ist das Tor zum Leben. Sie ist universell und eine gemeinsame Erfahrung, die alle Menschen auf der ganzen Welt miteinander verbindet. Dieser Wechsel von der intrauterinen Welt der Geborgenheit hinaus ‚in die Welt' ist einzigartig und elementar. Man kann die Geburt auch als Verdichtung und Fortsetzung aller vorgeburtlichen Erfahrungen betrachten. Die Zeit der Schwangerschaft hat somit in Bezug auf die Geburt eine besondere Bedeutung und Einfluss auf deren Ablauf. Die Geburt umfasst alle Ebenen des Menschen, den Körper, die Psyche und den Geist. Für die Frau ist es der Übergang von Frau zur Mutter, aber für beide, Mutter und Kind, ist es eine grenzüberschreitende Erfahrung. Die Geburt ist ein natürlicher Bestandteil des Frauseins, und sie ist Teil der weiblichen Sexualität. Sie ist ein Moment, in dem viel Lebensenergie frei wird. Es handelt sich einen sehr prägenden Moment, in dem die Erfahrungen in den Körperzellen gespeichert werden, ob nun Schwierigkeiten zu überwinden sind oder ob man ohne aktives Zutun, wie z. B. bei einem geplanten Kaiserschnitt, ins Leben ‚gehoben' wird und sich selbst dabei als ohnmächtig und passiv erlebt. Wird der Satz „Leben ist … (anstrengend, schön, gefährlich usw.)" spontan zu Ende geführt, weist das Adjektiv oft auf die persönliche Geburtsprägung hin, ebenso wie die Sätze: „Ich schaffe es", „Ich schaffe es nicht" oder „Ich brauche Hilfe …".

Babys kennen den Verlauf der Geburt schon vorher und sind in der Lage, dies mit der Mutter zu kommunizieren. (Vgl. Stumpfeldt, 2016) Die Geburt bietet ein großes Erfahrungsspektrum für Mutter und Kind, für viele wird sie als sehr anstrengend erlebt wird. Für die Frau kann Geburt orgastisch oder wie eine Einheitserfahrung sein und als Einweihung erlebt werden. Ähnlich kann das Baby diesen Prozess sehr kraftvoll und voller Freude vollziehen.

Da die Geburt ein überwältigendes Ereignis ist, kann es für Mutter, Vater und/oder das Baby jedoch auch eine traumatische Erfahrung bedeuten. Biografische Erlebnisse der Mutter, wie Fehlgeburten oder Missbrauch, aber auch Stress oder Ängste, wirken auf die Geburt ein und können zu ernsten Bindungsproblemen führen. Die pränatalen Vorerfahrungen des Kindes, wie z. B. ein Zwillingsverlust, erlebte Ablehnung oder eine künstliche Befruchtung, spiegeln sich ebenfalls im Geburtsablauf wider. Es kann wie ein Spiegelbild sein: Einer positiven Schwangerschaft folgt im Idealfall eine ebensolche Geburt – eine komplikationsreiche Schwangerschaft, wie sie z. B. häufig nach einer künstlichen Befruchtung vorkommt, kann sich im Geburtsablauf zeigen. Eine *Klientin*, die ihr Kind nach ICSI-Zeugung (Intrazytoplasmatische Spermieninjektion) und Kaiserschnitt bekam, prägte einmal den Satz: „Schwer rein und schwer raus!"

Für den Homöopathen van den Zee ist die Geburt wie eine Grundmelodie, die unser ganzes Leben lang tönt und unser Leben weitreichend beeinflusst. (Vgl. v. d. Zee, 2007) Der individuelle Ablauf der Geburt sowie die ersten Stunden danach prägen uns und wirken sich unterschiedlich auf unser Denken, Handeln und unser Verhalten aus. Besonders deutlich wird das in Stresssituationen und an unseren Bewältigungsstrategien, aus denen man durchaus auf den Geburtsablauf schließen kann. Hier Zusammenhänge zu erkennen ist für Fachleute enorm wichtig, um einen effektiven Therapieansatz – in der eigenen Methode – zu finden.

3.1 Bewusste Geburt, Historie, Geburtskultur, Stärkung der Intuition

Unter einer bewussten Geburt verstehen wir, dass die Frau den Geburtsvorgang bewusst wahrnimmt und in Kontakt mit ihrem Baby ist. Durch eine achtsame, holistische Begleitung und Vorbereitung während der Schwangerschaft wird die Frau in ihrer Selbstwahrnehmung und ihrem Selbstvertrauen gestärkt, sodass sie während der Geburt ihren Impulsen vertraut und folgt.

Bis ins Mittelalter wurden schwangere Frauen und Geburten von Hebammen und erfahrenen Müttern aus der Familie und dem Dorf begleitet. Da der Klerus sich die Kontrolle über das menschliche Leben sichern wollte, musste ein Geistlicher bei der Geburt sein, damit kein ‚Hexenwerk' an dem neuen Gotteskind begangen wurde. Die erste ‚Hexe' die verbrannt wurde, war eine Hebamme. (Vgl. Heinsohn/Steiger, 2005) Hebammen verfügten über ein großes naturheilkundliches Wissen. Gleichzeitig schritt die medizinische Forschung voran und ein Arzt sollte die Geburt leiten. Über diesen Eingriff in das weibliche Heilwissen und den intimen Bereich der Frauen fanden erste Einbrüche und Störungen der weiblichen Gebärkraft statt. In Europa war vor allem die Hockgeburt (Gebärhocker) verbreitet. In anderen Kulturen mit entsprechenden geografischen und klimatischen Gegebenheiten gebaren die Frauen im Wasser oder in der Natur. Auch der Vierfüßlerstand war als Geburtsposition bekannt. Man erzählt, dass Ludwig XIV., der mit seinen vielen Frauen auch viele Kinder hatte, einmal eine Geburt miterleben wollte. Es heißt, dass er hinter einem Paravent stand und die Gebärende auf ein Bett gelegt wurde. Dies soll die Geburtsstunde der Geburt in Rückenlage gewesen sein. Physiologisch hat die Rückenlage nur Nachteile für den Geburtsvorgang, doch Vorteile für den Geburtshelfer, der besser untersuchen und sehen kann.

Bis zum Zweiten Weltkrieg fanden die Geburten überwiegend zu Hause oder in Gebärheimen statt. Danach wurde die Geburt ins Krankenhaus verlegt. Der Grund hierfür war, dass die Krankenkassen ab den 40er-Jahren die Geburt im Krankenhaus bezahlten. Auf der emotionalen und sozialen Ebene war die Frau dort alleine in einer fremden Umgebung. Ferner wurde durch den Wechsel von der Großfamilie zur Kleinfamilie und der Umzug vom Dorf in die Stadt das Wissen nicht mehr selbstverständlich von den Müttern an ihre Töchter weitergegeben. In den 50er-Jahren des letzten Jahrhunderts kam hinzu, dass man begann, die Gebärenden beim Durchtritt des Köpfchens mit Lachgas zu betäuben, sodass sie die Geburt nicht bewusst erleben konnten und auch hierdurch das Wissen verstummte. Die Geburt war nicht mehr Teil des Familienlebens und die Frauen kamen unvorbereitet in die Klinik. In dieser Zeit gingen die Schwangeren oft spät bzw. unregelmäßig zu Vorsorgeuntersuchungen, sodass es nicht sicher war, dass die schwangeren Frauen Informationen von den Ärzten und Hebammen erhielten. Es entstand ein Klima von Nichtwissen und Verunsicherung. In diesem Vakuum entwickelte der Arzt Dr. Dick-Read Ende der 50er-Jahre eine erste Methode, um den Schwangeren Informationen und Entspannungstechniken zu vermitteln, sozusagen die Geburtsstunde der Geburtsvorbereitung. Er ging davon aus, dass Frauen, die den Geburtsverlauf kennen und gelernt haben, sich bewusst zu entspannen, keine Angst vor und während der Geburt haben. Er erkannte die Angst-Schmerz-Spirale: Je mehr Angst die Frau hat, desto mehr wird sie sich verkrampfen und stärker Schmerzen empfinden.

In den 70er-Jahren nahm Dr. Lamaze die zukünftigen Väter mit in die Geburtsvorbereitungskurse, damit diese vorbereitet die Frau bei der Geburt unterstützen konnten. Anfang der 80er-Jahre wiederum hatten die Bücher des französischen Arztes Dr. Frédérick Leboyer einen starken Einfluss auf die Geburtshilfe. Er lenkte die Aufmerksamkeit auf das Baby als ein empfindsames und sensibles Wesen, das die Schwangerschaft und Geburt bewusst erlebt. In dieser Zeit nahm man weitgehend an, dass das Baby ‚nichts mitbekommt' und keine Empfindungsfähigkeit hat (z. B. wurden Operationen an Babys ohne Narkose vorgenommen). Eindrucksvoll vermittelte er in seinem Buch *Geburt ohne Gewalt*, wie die Babys normalerweise bei der Geburt empfangen werden: mit grellem Licht, an den Füßen aufgehängt und mit einem Klaps auf den Po. Er stellte die Frage, ob ein Erwachsener sich so begrüßt und willkommen geheißen fühlen würde. Diese Sichtweise bewirkte eine Veränderung in vielen Kreissälen, und es wird seitdem achtsamer mit den Babys umgegangen (hoffentlich überall). Das Licht wurde gedämpft, das Baby wurde in ein warmes Tuch gehüllt und die Eltern bekamen Zeit, um mit ihm in Ruhe anzukommen, das erste Bonding.

Leboyers Fokus war, dass die Geburt für Mutter und Kind ein spirituelles Ereignis ist, welches beide gemeinsam erleben. Zusammen haben sie die Kompetenz, eine Geburt alleine zu bewältigen, ohne Eingriffe und Einflüsse von außen. Damit die Frau sich ganz auf sich konzentrieren kann und nicht abgelenkt wird, empfahl er, dass der Vater nicht bei der Geburt dabei sein sollte. Er ging zurück zu den Wurzeln und sagte, die Geburt ist Frauensache. Einen weiteren wichtigen Beitrag leistete Dr. Michel Odent, der inspiriert war von seinem Kollegen Leboyer und dem russischen Forscher Tjarkovskij, dessen frühgeborene Tochter überlebte, weil Tjarkovskij sie mit ins Schwimmbad nahm und sie viel im Wasser sein ließ.

Odent führte die Wassergeburt in Frankreich ein. Später eröffnete er eine Datenbank, die Studien rund um die Geburt und deren Auswirkungen auf das spätere Leben bis heute sammelt. Durch diese Impulse entstand in den 80er-Jahren eine Bewegung der natürlichen Geburt. Viele Geburtshäuser eröffneten in Deutschland, in Geburtsvorbereitungskursen wurden nicht nur Informationen und praktischen Übungen vermittelt, sondern es wurde auch die psychisch-soziale Situation miteinbezogen. Dies veränderte weiter die Praktiken in den Kliniken; den Frauen wurde mehr Selbstbestimmung während der Geburt zugestanden, z. B. in der Wahl der Geburtsposition. In den Kursen lernten Schwangere und Paare andere werdende Eltern kennen, was die Lücke durch die fehlende Familie vor Ort verringerte.

In den 90er-Jahren verbreitete sich der Wunsch nach einer natürlichen Geburt noch mehr. Doch wurde parallel dazu die technisierte, medizinische Sicherheit durch Tests, Ultraschall und andere Untersuchungen in der Geburtshilfe ausgebaut. Durch die fortschreitende Überwachung versuchte man von außen die größtmögliche Sicherheit für Mutter und Kind zu gewährleisten. Es handelt sich hierbei jedoch um eine andere Sicherheit als jene, über die wir hier schreiben. Sie führt dazu, dass die schwangeren Frauen und auch die Partner meist verunsichert und mit Angst die Untersuchungsergebnisse abwarten, bevor sie sich emotional auf das Kind einlassen und sich freuen. Das Selbstvertrauen – wenn vorhanden – wird geschwächt, und es wird auf die Geräte und auf den Arzt vertraut, der beruflich bedingt oft viel zu sehr den Fokus darauf richtet, nach möglichen pathologischen Anomalien zu suchen.

Vertrauensstärkende Möglichkeiten

Heute gibt es viele Möglichkeiten, mit denen jede Frau für sich ganz individuell nach ihren Neigungen und Vorlieben finden kann, was sie unterstützt. Ich bezeichne den Atem als ‚stillen Freund', der immer da ist, und wenn man ihn bewusst wahrnimmt, verstärkt er seine gesundheitliche Wirkung. Die Sauerstoffaufnahme beim Einatmen und die Entspannung beim Ausatmen. Generell wird die Selbstwahrnehmung dadurch gestärkt. Je unbewusster und gestresster wir sind, desto flacher atmen wir, desto stärker ist der sympathische Teil des Nervensystems aktiv und der Parasympathikus, der für die Selbstregulation und Entspannung zuständig ist, eher unterdrückt.

Für die Geburt ist es empfehlenswert, den Fokus auf die Ausatmung zu legen, da dies die Entspannung fördert, und zwar vollständig auszuatmen. Wenn die Lunge leer sind, wird ausreichend Sauerstoff beim Einatmen aufgenommen. Es empfiehlt sich ferner durch die Nase einzuatmen, da dies gleichmäßiger und langsamer ist, und durch den leicht geöffneten und entspannten Mund auszuatmen. Mund und Unterkiefer stehen in Verbindung mit dem Muttermund. Wenn der Unterkiefer entspannt ist, hat das eine entspannende Wirkung auf den Muttermund und die Muskeln des Beckens. Wenn die Frau jetzt noch in dem Moment ausatmet, in welchem die Wehe (Kontraktion) beginnt, begegnet sie der natürlichen Muskelanspannung mit Entspannung, was zu einem verringerten Schmerzempfinden führt. Frédérick Leboyer führte das Tönen während des Ausatmens in Europa ein, welches in Indien eine bewährte

Tradition während der Geburt war. Das *Tönen* von Vokalen (A – E – I – O – U) und auch Summen hat eine entspannende Wirkung im Körper, auf die Muskeln und Organe. Der Ton verlängert auf sanfte Weise das Ausatmen und somit die Entspannungsphase. Er wirkt harmonisierend auf Geist und Seele und verringert das Schmerzempfinden. – Heute hat sich *Yoga* in der Schwangerschaft etabliert.

Durch die Verbindung von Körperübungen und bewusster Atembeobachtung übt die Frau, den Atem gezielt zur Entspannung einzusetzen. Diese Erfahrung wird im Zellbewusstsein gespeichert, d. h., der Körper erinnert sich bei Anstrengung.

Eine weitere Methode, die der Niederländer Frans Veldman entwickelte, ist die Haptonomie. (Das ist die Wissenschaft bzw. Lehre von der Berührung; *hapto* leitet sich vom griech. Verb *haptein* „heften, berühren, anfassen" ab.) In der haptonomischen Begleitung lernt der Partner, durch achtsame und bewusste Berührung mit der Hand auf dem Bauch der Frau Kontakt mit dem Ungeborenen aufzunehmen und diesen Kontakt unter der Geburt zum Kind zu halten. Diese einfühlsame Berührung wirkt gleichzeitig sehr entspannend auf die Muskulatur der schwangeren und gebärenden Frau. Diese Methode ist gerade für den Vater eine wunderschöne Möglichkeit, schon sehr früh Kontakt zu seinem Baby aufzunehmen. Sie fördert die Mutter-Vater-Kind-Verbindung.

Im Orient wurde während der Geburt ‚getanzt', mit kreisenden Bewegungen des Beckens förderte die Gebärende gemeinsam mit ihren weiblichen Begleiterinnen den Geburtsvorgang. An manchen Stellen heißt es, dass dies die Urform des Bauchtanzes gewesen sei.

Vor ein paar Jahren hat man in einer Studie festgestellt, dass 95% der Hebammen und 78% der Ärzte in Deutschland die Rückenlage als nachteilig für die Geburt beurteilen. Allerdings fanden in dem gleichen Zeitraum ebenfalls in Deutschland 85% der Geburten in der Rückenlage statt. Dr. Korbei (ein Gynäkologe aus Österreich) sagte über die Geburt im Liegen: *„Die Geburt in der Rückenlage ist neben der Position des Kopfstandes die unsinnigste Gebärhaltung für die Physiologie der Frau."*

Eine Frau sollte dort ihr Baby zur Welt bringen, wo sie sich sicher und geborgen fühlt! In Deutschland gibt es 2% Haus- bzw. Geburtshausentbindungen. In den Niederlanden sind es zurzeit 45%. Nach statistischen Untersuchungen sind Geburten zu Hause bzw. im Geburtshaus genauso sicher wie die Entbindung im Krankenhaus. Dr. Adams (ein österr. Geburtshelfer) beobachtete, dass Frauen, die ihren Geburtsort kennen, leichter gebären.

Mögliche Ursachen für Komplikationen während einer Geburt können u. a. folgende sein: ein vorzeitiger Blasensprung ohne Wehen in den nächsten 24 Stunden, auffällige Herztöne des Kindes (zu viele bzw. zu wenige), schwierige Einstellung des kindlichen Kopfes ins Becken, Geburtsstillstand und zu starke Wehen bzw. Wehenschwäche. Ist das Köpfchen schon im Becken und Mutter und Baby schaffen den Durchtritt nicht alleine, wird durch eine Saugglocke oder Zange die Geburt vaginal vorgenommen.

Die eigene Geburtserfahrung ist in den Körperzellen gespeichert und wird in besonderem Maße bei der Geburt des ersten Kindes aktiviert. So lassen sich Wiederholungen zwischen der eigenen Geburt und die des Kindes feststellen. In Geburtsvorbereitungskursen habe ich immer wieder die Erfahrung gemacht, dass Frauen und Männer über spezielle Ängste in Hinblick auf die Geburt berichten. Selbst wenn sie alle Informationen über den Verlauf inklusive der Komplikationen hatten, lösten sich die Sorgen und Ängste nicht auf. Wenn ich dann die Frage nach der eigenen Geburt stellte, wurden immer Parallelen zu den Befürchtungen und der eigenen Geburtserfahrung deutlich und bewusst. Oft reichte die Erkenntnis über den Ursprung in der eigenen Biografie, damit die aktuellen Ängste sich legen konnten.

Hierzu zwei Beispiele:

BEISPIEL I: *Eine schwangere Frau hatte wiederkehrend große Sorge, dass ihr Mann bei der Geburt nicht rechtzeitig zugegen sein würde. Er arbeitete 4 Tage die Woche in einer 600 km entfernten Stadt. Der Mann selbst war sehr zuversichtlich, dass er es schaffen würde. Als ich ihr die Frage nach ihrer Geburt stellte, erzählte sie, dass der Vater ihre Mutter ins Krankenhaus gefahren hatte und dann noch die Hebamme holen musste, die kein Auto besaß. Die Mutter war vollständig eröffnet und hatte Pressdrang. Sie hatte große Angst, dass ihr Mann nicht mehr rechtzeitig mit der Hebamme käme. Als die Frau den Zusammenhang erkannte, legten sich ihre Sorgen. Ihr Mann war ohne zeitlichen Stress bei der Geburt dabei.*

BEISPIEL II: *Eine andere schwangere Frau plante eine Hausgeburt. Als die Hebamme den Geburtsverlauf erklärte, stellte der Mann immer wieder die-*

selbe Frage: „Was passiert, wenn der Kopf des Kindes nicht durchs Becken kommt?" Nachdem die Hebamme dreimal den Verlauf genau beschrieben hatte, war er weiter beunruhigt. Als ich die Frage nach seiner Geburt stellte, zeigte sich, dass er eine Zangengeburt war und sein Kopf dabei verletzt wurde. Danach war zunächst unklar, ob es eine bleibende Schädigung sein würde, was sich glücklicherweise nicht bestätigte. Nachdem der Mann die Verbindung zwischen seiner Frage und seiner eigenen Geburtserfahrung sehen konnte, lösten sich seine Ängste auf und er konnte seine Frau bei der Hausgeburt in Ruhe unterstützen.

In der sensiblen Phase von Schwangerschaft, Geburt und Wochenbett sind die Schutzmechanismen zum Unterbewusstsein durchlässiger. Erinnerungen, die im Körper gespeichert sind, können leichter ins Bewusstsein gelangen, sich lösen und verändern.

Schmerz und Angst gehören genauso zu den Grundgefühlen des Menschen wie Freude, Liebe und Wut. Sie werden als unangenehm empfunden und gerne abgewehrt. Durch die überwältigenden Verluste und Schmerzerfahrungen des Ersten und Zweiten Weltkrieges war eine Bewältigung dieser Gefühle für die meisten nicht möglich und sie sind auf die Kinder und Enkelkinder übergegangen. (Vgl. Reddemann, 2016) Das hat die Abwehr dieser Gefühle verstärkt, sodass sie in der Regel verdrängt wurden. Zeitgleich steigerte sich auffallend stark der Gebrauch von Schmerzmitteln und Antidepressiva. Dem Schmerz wohnt eine starke transformatorische Kraft inne, die den Menschen mit seiner Stärke in Kontakt bringen kann. Gerade wenn der Schmerz so etwas Positives wie die Ankunft eines Kindes voranbringt. „Die Kraft der Wehe kehrt zurück, nachdem die Frau sich ihr hingegeben hat, und steht ihr für die Nächste zu Verfügung." (Leboyer, 1982, S. 63) Eine bewusste Vorbereitung unterstützt die Reduktion des Schmerzempfindens und fördert eine positive Geburtserfahrung. Bleiben starke Ängste vor dem Schmerz trotzdem bestehen, können unbewusste, unverarbeitete schmerzhafte Erfahrungen mitwirken.

Traumata

Otto Rank, ein Schüler von Sigmund Freud, war der erste bekannte Psychoanalytiker, der sich mit dem Trauma der Geburt beschäftigte. (Vgl. Rank, 1988) Als Trauma wird eine überwältigende Erfahrung bezeichnet, bei der die instinktiven Bewältigungsstrategien von Flucht oder Angriff nicht ausreichen und die vom Körper zur Verfügung gestellte Energie erstarrt. Bei einem Trauma findet ein Verlust von Verbindung statt: zu uns selbst, zu unserem Körper, zu anderen Menschen und zur Natur. Traumaenergie ist lösbar, der Heilungsprozess kann zu einer emotionalen und spirituellen Transformation führen. (Vgl. Levine, 2008)

„Meine Erfahrung ist, dass der Geburtsprozess an sich selten traumatisch ist. Das Traumatisierende ist fast immer die schlechte Behandlung, weil respektlos, unfreundlich, herabsetzend, nicht würdigend." (A. De Lamotte, belgische Hausgeburtshebamme, Bindungsanalyse)

Weitgehend unbeachtet ist die Möglichkeit, dass der anwesende Partner die Geburt als traumatisch erlebt. Dies kann dazu führen, dass anschließend die gemeinsam gelebte Sexualität beeinträchtigt ist oder schlichtweg nicht mehr stattfindet.

„Der Platz des Mannes während der Geburt muss unbedingt in aller Freiheit vom Paar bestimmt werden. Sei es, dass er in der Küche versorgend tätig ist oder neben dem Kopf der Frau steht und diese unterstützt oder auch ganz aktiv das Kind in Empfang nimmt. Es ist von großer Bedeutung, dass der Mann sich nicht ohnmächtig (impotent!) fühlt." (A. De Lamotte)

Wird ein Mann etwa vom Arzt oder von der Hebamme zu Aktionen aufgefordert, die ihm nicht entsprechen, kann dies traumatisierend für ihn sein. Beispiele:

- „Schauen Sie sich doch das Köpfchen an!" Diese Aufforderung kann gleichbedeutend damit sein, dass ein Fremder ihm sagt, dass sie sich gemeinsam den Intimbereich seiner Frau anschauen sollten.
- „Halten Sie ihrer Frau die Sauerstoffmaske vors Gesicht!" Es kann das Gefühl beim Mann entstehen, den Überblick über die Situation zu verlieren oder seine Frau nicht vor Aggressionen verteidigen zu können. (Vgl. Otto, 1996)

3.2 Geburtstrauma und Therapiemöglichkeiten

Wie in der Einleitung zu diesem Kapitel gesehen, prägt uns der Geburtsablauf, wie er hier dargestellt wurde, nachhaltig und ist entsprechend durch das pränatale Erleben beeinflusst. Zu keiner Zeit im Leben ist unser Adrenalinspiegel im Verhältnis zum Körpergewicht so hoch, zu keiner Zeit spielen neurologische

Prozesse für die Prägungen, die im Gehirn stattfinden, so eine entscheidende Rolle. (Vgl. Emerson, 1997, 2014)

Der körperliche Ablauf der Geburt wird auf der Internetseite von Kola B. Brönner unter *www.geburtsakademie.de* sowie in vielen Geburtsbüchern ausführlich und umfassend dargestellt. Wir wählen hier lediglich die Tatsachen und die Prägungsmomente aus, die wir im Hinblick auf die Prä- und perinatale (Spiel-)Therapie© wichtig finden.

In der Medizin wird die Geburt in *vier Phasen unterteilt*, die Eröffnungs-, die Übergangs-, die Durchtritts-/Gebär- und die Geburtsphase. In der pränatalen Therapie orientiert sich das Modell von *William Emerson* und *Franklyn Sills* in seinen vier Phasen (Ia, Ib, II, IIIa, IIIb und IV) an der Lage des Schädels des Kindes im Verhältnis zum mütterlichen Becken, wobei es die psychologischen Prägungen aus den einzelnen Geburtsphasen darstellt.

Verweilen wir kurz beim bekannten Modell aus der Medizin: Durch die Senkwehen stellt sich das Köpfchen ca. ab der 34. SSW am Beckeneingang ein. Und das Baby setzt über biochemische Abläufe den Geburtsimpuls, d. h., erst wenn die Wehen einsetzen, ist es bereit, geboren zu werden!

Die *Eröffnungsphase* ist in der Regel die längste Phase der Geburt, in deren Verlauf sich der Muttermund vollständig auf 10 cm öffnet. Für die Frau bedeutet es, sich in dieser Phase so gut wie möglich zu entspannen und körperlich wie seelisch loszulassen und sich dem Prozess hinzugeben. Mutter und Kind arbeiten dabei zusammen. Je mehr die Frau in Kontakt mit ihrem Kind ist und dies als gemeinsamen Prozess wahrnimmt, desto positiver erleben beide die Geburt. Das Baby fühlt sich begleitet und unterstützt.

Die *Übergangsphase* dauert ca. 20 Minuten und stellt den Übergang von den regelmäßigen Eröffnungswehen hin zu den Presswehen in der *Gebärphase* dar. Sie kann als verwirrend erlebt werden, häufig begleitet davon, dass die Frau ‚keine Lust' mehr hat. Hier ist es besonders herausfordernd, den Kontakt zum Baby zu halten.

In der *Geburtsphase* dreht sich das Baby in das Becken. Darüber hinaus vollzieht das Baby, ausgehend von seinem Becken, mit dem ganzen Körper eine Art ‚Raupenbewegung', indem es sich mit seinen Füßen an den Rippenbögen der Mutter abdrückt und dem Leben entgegenstrebt. Für die Frau ist dies eine aktive Phase, in der sie durch das Mitdrücken während der Presswehen an der Geburt des Kindes aktiv mitwirkt. Kann die Frau ihre spontan gewählte

Geburtsposition einnehmen, erlebt sie gestärkt eine selbstbestimmte Geburt. (Vgl. Leboyer, 2006)

Das *Ankommen* lässt sich ebenfalls in vier Phasen aufteilen. Mutter und Kind verschnaufen beide, die Mutter schaut kurz weg, dann berührt sie das Baby und schließlich nimmt sie es in die Arme. Das Bonding beginnt mit einem langen Blickkontakt.

Mögliches Zittern der Beine bedeutet Stressentladung des Körpers. Kann die Nabelschnur auspulsieren, erleichtert dies dem Baby den Übergang zur eigenen Atmung. Ausgelöst durch Nachwehen wird die Plazenta geboren.

Über den rein physikalischen Ablauf hinaus beschäftigt sich Emerson, so wie auch Chamberlain und Verny, mit den psychologischen Auswirkungen der Geburt, mit der Bedeutung von prä- und perinatalem Schock und den möglichen Folgen von Interventionen oder Kaiserschnitt-Entbindungen. (Vgl. Emerson, 1997) Auch wenn die Folgen heute unbestritten sind, ist dieses Wissen im therapeutischen Alltag längst nicht so verbreitet, wie es wünschenswert und notwendig wäre.

Die vier Geburtsstadien und mögliche psychologische Auswirkungen

Erlebt das Kind in *Stadium 1*, das bereits mit den Vorwehen beginnt, entsprechend der Eröffnungsphase starken körperlichen Druck ohne einen fühlbaren Fortschritt, können Schmerz, Ängste oder Wut (!) neben dem persönlichen Charakter, überschießende Reaktionen und Ungeduld hier ihren (nachvollziehbaren) Ursprung haben. Dazu passt das Bild des Autobahnrasers, der um jeden Preis eine freie Bahn braucht. Diese Phase wird in 1a geschlossener Muttermund und 1b sich öffnender Muttermund differenziert.

Im *2. Stadium* dreht sich das Kind und wird weiter ins Becken gedrückt, wobei es kraftvoll mitarbeitet. Die Wehen sind wie eine intensive Massage, viele Funktionen, z. B. das Immunsystem, werden angeregt und Reflexe ausgelöst. Ob und wie leicht der Kopf des Kindes tiefer ins Becken kommt, hängt von der jeweiligen Beckenform, von der exakten Kindslage, von Frequenz und Druck der Wehen ab. Gleichzeitig ist hier die Stelle der Geburt, an dem das Kind, symbolisch gesehen, das Alte, z. B. auch den Zwilling, hinter sich lässt und sich dem Neuen zuwendet.

Kommt es zu Problemen in dieser Phase, wirken Betroffene unter Stress häufig ‚kopflos' oder unentschlossen. Das Treffen von Entscheidungen, vor allem unter Zeitdruck, fällt schwer oder scheint unmöglich. Das Finden neuer Strecken ist stets eine Herausforderung.

Im *3. Stadium* geschieht der Durchtritt des Kindes, wobei im 3a-Stadium der Kopf noch nicht zu sehen ist. Das Baby ist bereits gedreht und das Gesicht wird gegen Wirbelsäule und Steißbein gedrückt oder in ca. 15% gegen die Symphyse (Sterngucker-Kind). Im Stadium 3b ist zuerst nur der Schädel, später der Kopf zu sehen, anschließend folgt erst eine Schulter und dann die andere mit dem ganzen Körper. Diese letzte Geburtsphase ist für Mutter und Kind während der Spontangeburt sehr kraftvoll, aber auch anstrengend und erschöpfend. Gelingt die Geburt gemeinsam, so ist das für Mutter und Kind verbindend und stärkend und als ‚Erfolg' tief verankert.

Darüber hinaus wird das Baby ‚sichtbar' und präsentiert sich, symbolisch wie real, der Welt. Dieses Muster zeigt sich häufig in Form von starker Verunsicherung in Situationen des Neubeginns (Kindergarten, Schule, neue Gruppe oder Arbeitsstelle).

Zum *4. Stadium* gehören alle Vorgänge, die unmittelbar nach der Geburt stattfinden. Das ist besonders für Frühgeborene, bei denen häufig die lebensrettenden Maßnahmen mit traumatischen Erlebnissen verbunden sind, wichtig.

Eine detaillierte Anamnese über mögliche psychologische Auswirkungen als Reaktion auf einen Geburtsverlauf mit vielleicht teilweise als traumatisch erlebten Prägungen während der Eröffnungsphase (1), der Drehung des Kindes (2), während der Austrittsphase (3) und innerhalb der ersten 72 Stunden nach der Geburt (4) ist die Voraussetzung für eine erfolgreiche Therapie. Dies beinhaltet alle Komplikationen wie eine Geburtseinleitung, die Gabe einer PDA oder eine Nabelschnurumschlingung mit Sauerstoffmangel wie auch operative Geburtseingriffe (Saugglocke, Zange, Kaiserschnitt).

Geburtskomplikationen im Vorfeld zum Kaiserschnitt (Einleitung, NS, PDA)

Der Geburtsbeginn wird vom Kind ausgelöst, bei jeder eingeleiteten Geburt ist es noch nicht bereit. Das zeigt sich erfahrungsgemäß im späteren Verhalten und wirkt, zumindest aus diesem Blickwinkel, wie ein lang anhaltender Protest.

Dem *sekundären Kaiserschnitt,* der als Spontangeburt beginnt, gehen oft unterschiedliche Interventionen wie PDA, wehenhemmende oder -fördernde Mittel voraus, deren Dosierung auf das Körpergewicht der Mutter ausgerichtet ist. Erwachsene beschreiben in ihren Regressionen, dass ihre Mutter oder sie selbst wie im Nebel sind, und dass sie sich alleingelassen fühlen. Das Vertrauen des Babys in die eigene Intuition oder das Gefühl für das richtige ‚Timing' kann gestört sein. Zeitgerechtes Handeln (zu früh, zu spät), Antworten, Denken und Reagieren fällt den Betroffenen (Kindern wie Erwachsenen) oft schwer oder ist nicht möglich. Besonders in akuten Krisen kann es sich in Form von Blackouts, Bewusstseinseintrübungen oder mentalen ‚Lähmungen' zeigen.

Akute Luftnot durch Nabelschnurumschlingungen prägt sich tief ein. Die natürliche Vorwärtsbewegung der Geburt kann dauerhaft mit Schmerz oder lebensbedrohlichen Erfahrungen assoziiert sein und im Leben mit hoher Ambivalenz oder einer Hemmung, die nächsten Schritte anzugehen, verbunden sein. Ein unglaublich beeindruckendes ‚Spiel' habe ich *Nabelschnur-Weitwurf* genannt, d. h., die Kinder befreien sich im Rahmen einer simulierten positiven Geburt von der Nabelschnur und schleudern sie mit voller Wucht durch den Raum. Die Freude, Erleichterung und die Befreiung ihrer blockierten Energie ist unmittelbar spürbar.

Auch mechanisch-körperliche Reaktionen können bei Stress optisch deutlich sichtbar werden, z. B. an den Schläfen als Abdruck der Geburtszange oder als Nabelschnurspuren am Hals. Insgesamt ist die Liste der langfristigen Auswirkungen lang – und individuell.

Traumatisches Erleben einzelner Phasen führt häufig zu unbewussten ‚Re-Inszenierungen'. Bei Kindern sind dies die markanten Situationen des Wechsels (Kindergarten, Grund- oder weiterführende Schule, Umzüge, das neue Geschwisterkind, Verluste oder Trennungen).

Die Ursache in Bezug zur Geburt zu setzen, benötigt manchmal schier detektivischen Spürsinn! (Ein Beispiel findet sich weiter unten.) Auch Vermeidungsverhalten oder Kontrollzwänge können mit der Geburt assoziiert sein, z. B. wenn vor dem Verlassen des Hauses alles ‚fertig' sein muss (ein Klient brauchte dazu allein ca. 5 Stunden). Viele Kinder benötigen morgens nicht selten 2 Stunden oder mehr. Nur aus diesem Blickwinkel wird z. B. die extreme Langsamkeit als Vermeidung des Umgebungswechsels (Geburt) nachvollziehbar. – Es gibt gerade noch ca. 7% interventionsfreie Geburten in Deutschland. (Vgl. Schücking, 2006)

Die Kaiserschnittgeburt und ihr möglicher Einfluss

Zum Thema Kaiserschnitt gibt es inzwischen genügend Literatur. Im Jahre 2013 veranstaltete die ISPPM (Internationale Studiengemeinschaft für prä- und perinatale Psychologie und Medizin, www.isppm.de) dazu einen mehrtägigen Kongress in Stolpen. Dieser interdisziplinäre Verein befasst sich seit seiner Gründung im Jahre 1971 inkl. Veröffentlichungen, Jahrestagungen und Kongressen mit allen Themen rund um die prä- und perinatale Psychologie und Medizin. (Literatur zum Thema Kaiserschnitt vgl. de Jong/Kemmler, 2006; Emerson, 1997, 2012, 2014; Hildebrandt et al. [Hrsg.] 2014; Schücking, 2006, 2014; Schwarz, 2014; Thurmann, 2015, 2018)

Da diese Entbindungsform, deren Zahlen in den einzelnen Bundesländern erheblich schwanken, im Durchschnitt bei einem Drittel aller Geburten zur Anwendung kommt (das Statistische Bundesamt kommt für das Jahr 2017 auf einen Wert von 30,5%; StBA, 2018), ist es notwendig, sich mit den vielfältigen Gründen, den möglichen Prägungen und therapeutischen Möglichkeiten zu beschäftigen. Medizinische Gründe für einen *Kaiserschnitt* (Sectio) können starke Blutungen während der Geburt, eine Plazenta praevia (der Mutterkuchen liegt vor dem Gebärmuttermund), Erschöpfung oder schwerwiegende allgemeine, schon bekannte Erkrankungen der Mutter, ein sich nicht öffnender Muttermund oder eine Stagnation der Geburt sein. Wie an anderen Stellen erwähnt, gibt es aber unserer Erfahrung nach vor allem psychologische Gründe, die eine Geburt nicht fortschreiten lassen.

Mögliche medizinische Gründe beim Kind sind:

- anormale Herztöne des Babys (durch die Kontrolle des CTGs, Wehenschreiber oder Bestimmung des PH-Wertes im kindlichen Blut),
- ein Missverhältnis zwischen mütterlichem Becken und Kopfgröße des Kindes,
- Steißlage (wenn die Hebamme oder der Geburtshelfer keine Erfahrung mit Steißgeburten hat, die Richtlinien des Krankenhauses es so verlangen) sowie
- Querlagen (selten), d. h., das Kind liegt anstatt mit dem Kopf im Becken quer in der Gebärmutter.

Kaiserschnitt

Ein Kaiserschnitt ist ein operativer Eingriff, der im Operationssaal vorgenommen wird. Eine Sectio wird entweder mit einer Vollnarkose (Notfall) oder einer

PDA (Periduralanästhesie) durchgeführt. Bei der PDA erlebt die Mutter die Geburt des Kindes bewusst mit und kann ihr Baby direkt sehen. In manchen Kliniken legt man den Müttern das Baby heute auf die Brust, während der Schnitt genäht wird, oder die Väter halten das Baby währenddessen im Arm. Nach der Operation braucht die Mutter in den ersten Tagen Unterstützung bei der Versorgung ihres Babys. Für das Neugeborene bedeutet dies, dass es nicht alleine (mit der Mutter) den Weg ins Leben schafft, sondern passiv geboren wird. Manchmal lässt sich beobachten, dass das Baby sich nach der Geburt weiterbewegt, dreht und robbt. Dann ist es gut, dem Baby zu ermöglichen, die Geburtsbewegung zu Ende führen, z. B. durch die Hände des Vaters. – Die Hebamme Christiane Schwarz beschreibt eindrucksvoll, wie eine Welt mit 50% Kaiserschnitten oder mit 90% interventionsfreien Geburten aussehen könnte. (Vgl. Schwarz, 2014)

Es ist nicht möglich, von DEM Kaiserschnitt zu sprechen, denn auch bei dieser Entbindungsform gilt das Prinzip der Individualität. Jeder Kaiserschnitt ist anders, jede Geschichte ist einzigartig. Trotz ähnlicher Abläufe gibt es unterschiedliche Haltungen. So sagte mir die Mutter eines Kindes in Beckenendlage: „Ich wollte einen Geburts-Tag und keinen Liefertermin!“

Aber auch die Folgen bzw. Symptome sind verschieden, und es gibt nicht DAS Kaiserschnittkind oder DIE Kaiserschnittprägung. Allerdings scheinen einige Themen wie Bindungs-, Ein- oder Durchschlafsymptome sowie (Verlust-)Ängste deutlich gehäuft aufzutreten. So individuell die Ursachen sind, so einzigartig gestalten sich heilsame Verarbeitungsformen und Heilungsmuster. Ausführliche Informationen finden Sie in dem im Mabuse-Verlag erschienenen Buch *Kaiserschnitt heilsam verarbeiten. Die Prä- und perinatal basierte Spieltherapie© nach Thurmann,* die in Bezug auf die therapeutische Arbeit auch für Erwachsene gilt. (Vgl. Thurmann, 2015)

Anders als bei einer natürlichen Geburt, die sich in Ruhe, ggf. über Stunden entwickeln kann, geschieht der Kaiserschnitt abrupt und in kürzester Zeit. Das Baby hat, außer wenn es mental durch die Mutter oder Hebamme darauf eingestimmt wird, keine Chance, sich auf den Wechsel und Kontaktbruch vorzubereiten. Aber auch die Mutter fühlt sich emotional abgetrennt. Darüber hinaus erduldet das Baby passiv in dem so prägenden ersten Kontakt die unangenehme Berührung des Chirurgen, der an dem Baby ruckelt und es herauszieht. Vielen Menschen sind körperliche Berührungen lebenslang unangenehm.

Wahrnehmungsstörungen sind möglich ebenso wie Defizite in der motorischen Entwicklung beim Laufen, Fahrradfahren, Hüpfen oder selbst beim Anziehen der Strümpfe. Professor Lauff beschreibt außerdem Probleme bei der Augen-Hand-Koordination. Sie bleiben in der Regel lange, d. h. oft bis zum Grundschulbeginn, unerkannt und lassen sich mit Körperübungen leicht aufholen. (Vgl. Lauff, 2003)

Die Bandbreite bei Verhaltensauffälligkeiten ist ebenfalls groß. Das kann von ausgeprägter Schlaffheit unmittelbar nach der Geburt, Schreiattacken im Babyalter, Ängsten und Unsicherheiten, extremer Langsamkeit oder hoher Risikofreude (Kamikaze-Kinder!) über Entwicklungsverzögerungen bis hin zu einer beinahe energetischen Lähmung reichen.

Massives Widerstands- bzw. Vermeidungsverhalten (in Bezug auf Vertrauen, Verbindlichkeit oder im Körperkontakt) und unvermutet starke Reaktionen z. B. auf plötzliche Veränderungen lassen sich in dieser Heftigkeit ohne diesen Blickwinkel auf die individuelle Geburtsgeschichte des Kindes kaum nachvollziehen, wie es das folgende Beispiel illustriert:

BEISPIEL: *Ein 7-jähriges Mädchen hat plötzlich heftig auftretende, unerklärliche Ängste. Ausgelöst sind sie durch zwei Vorfälle: zum einen die Entwendung eines Leergutkastens vom Grundstück sowie ein paar Tage später den Diebstahl eines Autoradios mit zerbrochenen Autoscheiben. Nächtliche Albträume und die ununterbrochene Beschäftigung mit beiden Vorfällen verändern das lebensfrohe Kind völlig. Unter dem perinatalen Blickwinkel fällt mir als Gemeinsamkeit das gewaltsame Entfernen eines im Verhältnis kleinen Gegenstandes aus einem geschlossenen System auf. Auf meine Frage, ob ihre Tochter per Kaiserschnitt entbunden wurde, bricht die Mutter heftig in Tränen aus. Sie berichtet von ihrer damaligen lebensbedrohlichen Krebsdiagnose, die einen sofortigen (!) Kaiserschnitt in der 35. Schwangerschaftswoche notwendig machte, damit die Chemotherapie sofort beginnen konnte. Von all dem wusste die Tochter nichts. In drei zum Teil sehr emotionalen Sitzungen konnte das Geburtstrauma des Mädchens bis zur Symptomfreiheit bearbeitet werden.*

Oft geht es den Kindern mit etwaigen Folgen eines Kaiserschnitts deutlich besser als den Müttern. Die Babys regenerieren sich schnell, während die Frauen noch lange nach der Entbindung z. B. Wut, Bedauern, Ärger oder Wehmut darüber verspüren, dass ihnen eine wichtige Erfahrung fehlt, oder weil sie sich diffus ‚schuldig' fühlen. (Vgl. de Jong/Kemmler, 2006) Das kann die Beziehung zum Kind oder zum Partner beeinflussen.

Sehr wichtig und ein Tabu ist das persönliche Erleben von verbaler, direkter oder indirekter Gewalt in diesen so sensiblen Stunden. (Vgl. Jurgelucks, 2004) Auch Caroline Oblasser stellt in ihrem Buch *Der Kaiserschnitt hat kein Gesicht* diese Perspektive eindrucksvoll dar. Darin enthalten sind Fotos der unterschiedlichsten Kaiserschnittnarben mit Erfahrungsberichten. (Vgl. Oblasser/Ebner, 2007) Ebenfalls tief beeindruckend ist der Film von Judith Raunig und Miriam Unger *Meine Narbe – Ein Schnitt ins Leben,* der von 3 Sat am 22.04.2015 ausgestrahlt wurde.

Bezieht man nicht nur die Kinder, sondern alle Personen, ein, die direkt oder indirekt davon betroffen sind (u. a. Eltern, Lehrer, Therapeuten), dann wird sichtbar, wie viele meist ‚unter-informierte' Menschen von einem einzigen Kaiserschnitt berührt werden. Erst wenn das Wissen darüber Allgemeingut ist, wird sich hoffentlich die Motivation erhöhen, natürliche Geburten zu fördern und die Rate der Wunschkaiserschnitte zu senken, zumal die neonatale Sterblichkeitsrate höher ist als bei Vaginalgeburten. (Vgl. Deutsches Ärzteblatt, 30.8.2006)

Stress unter der Geburt spiegelt sich im Ablauf von Stresssituationen wie beispielsweise einer Prüfung wider. Zwei weitere mögliche Folgen von Kaiserschnittgeburten mit langreichenden Auswirkungen seien an dieser Stelle noch kurz erwähnt, aber nicht weiter ausgeführt: Die körperlichen Bewegungen vor und unter der Geburt bilden die Grundlage für spätere Bewegungsabläufe wie das Robben, Krabbeln und Aufrichten. Probleme in der Eigenwahrnehmung sowie in der Bewegungskoordination lassen sich u. a. auf diesen Erfahrungsmangel zurückführen (so Prof. Werner Lauff bzw. Johanna Lauff, INPP, Institut für Neuro-Physiologische Psychologie).

4 Ankommen in der Welt, Bonding

Als Bonding wird die unmittelbare Zeit nach der Geburt bezeichnet, in der die Mutter, das Baby und der Vater eine Beziehung von Angesicht zu Angesicht beginnen. Sie sehen sich zum ersten Mal und in den Armen der Mutter kommt das Baby geborgen auf dieser Welt an.

Physiologisch ist die Geburt eines Menschen eine Frühgeburt. Das Baby ist völlig abhängig von der Versorgung, Pflege und Liebe der Eltern bzw. den zuständigen Menschen. Durch die grausamen Experimente Friedrich II., der den Ammen zwecks Erforschung des Spracherwerbs von Babys untersagte, diesen jegliche über einfachste körperliche Bedürfnisse hinausgehende Zuwendung zukommen zu lassen, und der daraufhin deren Tod feststellen musste, wurde bereits im 17. Jahrhundert nachgewiesen, dass eine liebevolle, wohlwollende und freundliche Betreuung des Neugeborenen überlebenswichtig ist.

Dr. Joachim Bauer stellte zu Beginn der 2000er-Jahre fest, dass das Nervensystem der Neugeborenen keine Myelinschicht hat, die für die Schock- und Traumaverarbeitung von entscheidender Wichtigkeit ist. Diese Fettschicht entwickelt sich um die Nerven des Gehirns in den ersten 3 Lebensjahren, die Nerven liegen in frühester Kindheit also gleichsam blank.

Störungen wie die Trennung von der Mutter bzw. dem Vater sowie Umwelteinflüsse (Toxine, Nahrung usw.) beeinträchtigen diese Entwicklung nachhaltig. Das Thema ist also weit über die ersten Stunden nach der Geburt hinaus von großer Bedeutung. Wir möchten uns an dieser Stelle ein ‚kleines' Plädoyer erlauben. Denn wir als Fachleute beobachten mit großer Sorge die Entwicklung der letzten Jahre, dass die Kinder spätestens mit einem Jahr in KITAs oder von Tagesmüttern betreut werden.

Der Betreuungsschlüssel, der eine gesunde Gehirnentwicklung gewährleisten würde, wäre bei Kindern in den ersten 12 Monaten 1 zu 2 und zwischen dem ersten und zweiten Lebensjahr bei einer fachlich qualitativ für dieses Alter ausgebildeten Betreuungsperson 1 zu 3 Kinder. In der Realität wird deutlich, dass unsere Kinder unterbetreut und die daraus resultierenden Auswirkungen und Konsequenzen nicht abzusehen, sprich einfach nicht erforscht sind! Deshalb ist aus unserer Sicht das Thema Bonding und gesunde Entwicklung des Kindes sehr aktuell und hochbrisant! Auch wenn in den letzten 40 Jahren mehr Raum und Zeit in den Kliniken für das Bonding gewährt wird, ist es weiterhin ausbaufähig. Ebenso wie dessen Notwendigkeit für die physische und psychische Gesundheit für das Kind noch nicht gänzlich erfasst wird.

Wir wünschen uns sehr, dass die wissenschaftlichen Forschungsergebnisse z. B. von Prof. Dr. Gerhard Hüther, Dr. Manfred Spitzer und Dr. Joachim Bauer (vgl. Hüther, 2008; Spitzer, 2019; Bauer, 2004) bald in den medizinischen, psychologischen und pädagogischen Fakultäten unterrichtet werden. Letztendlich kam Sigmund Freud bereits vor 100 Jahren zu ähnlichen Ergebnissen, als er die große Bedeutung der ersten drei Lebensjahre für den Menschen beschrieb.

Die moderne Bindungsforschung hebt hervor, dass eine Bindungsstörung die Ursache fast aller psychischen und psychiatrischen Krankheitsbilder ist. Es steht heute außer Frage, dass persönliche und/oder generationsübergreifende Traumata die Wurzel vieler physischer Erkrankungen sind. Hinzu kommen sicherlich andere Faktoren wie Umwelteinflüsse, Toxine etc. In Fachkreisen besteht heutzutage einhelliger Konsens darüber, dass die Wurzeln von Störungsbildern Bindungsstörungen und Beziehungsbrüche sind. Deshalb ist unsere Arbeit so wichtig.

4.1 Bindung und Beziehung

Bindung und Beziehung von Mutter und Kind

Das Baby kann nach der Geburt exakt auf einen Abstand von ca. 20 cm klar sehen. Dies ist der Abstand zwischen den Augen der Mutter und denen des Kindes, wenn die Mutter es im Arm hält. Das beweist, wieder einmal, wie perfekt die Natur ist. In diesen Momenten geschieht auch physiologisch bei dem Neugeborenen sehr viel. Der Augenkontakt und die Körperwärme der Mutter, der vertraute Herzschlag usw. vermitteln dem Baby ein Gefühl von Sicherheit und Geborgenheit. Das ist für die weitere Gehirnentwicklung und die Entwicklung des Immunsystems von entscheidender Bedeutung. Für die Eltern ist das Wunder, das gerade geschehen ist, sehr präsent wahrnehmbar. Die Kinder bringen die Energie der Welt, aus der sie gerade gekommen sind, mit und strahlen eine Weite, Stille und Frieden aus.

Das Hormon Oxytocin wird weiter produziert und im Körper ausgeschüttet. Es wird auch das Bindungshormon genannt. Diese Momente kommen nicht wieder. Sie sind einzigartig! Das Baby verändert sich gerade in den ersten Stunden sehr, was man z. B. in dessen Gesichtsausdruck beobachten kann, und es kommt mehr und mehr bei den Eltern und in dieser Welt an. Alle Beteiligten können den Eltern nicht genug empfehlen, sich die Zeit zu nehmen, besonders in den ersten Stunden nach der Geburt. Messen, Wiegen, Anziehen sowie das Informieren der Familie und Freunde kann genauso gut später geschehen, da kommt es auf eine oder ein paar Stunden nicht an.

Das freundliche Zugewandtsein ist gerade in den ersten Wochen und Monaten überlebenswichtig. Neben dem liebevollen Blick und wohlwollender Ansprache ist Berührung von entscheidender Bedeutung. Das Tragen, Halten und Berühren regt die Körperfunktionen an, die Verdauung, das Immunsystem, die Hautfunktionen, die sich im ersten Lebensjahr entwickeln, Botenstoffe, Hormone, Enzyme usw. Alles zusammen ist notwendig, damit sich beim Baby ein gesundes Selbstvertrauen entwickeln und Vertrauen in die Umgebung entstehen kann.

Das nonverbale Verstehen spielt eine große Rolle, solange sich das Kind nicht verbal und durch Mimik verständigen kann. Zu Beginn bleibt ihm nur das Weinen und selbst das will gelernt sein zu verstehen. Mit der Zeit erkennen die Eltern die Unterschiede des Schreiens, die die verschiedenen Bedürfnisse von Hunger, Windel wechseln, Müdigkeit oder von Sinnesüberreizung ausdrücken. Die Babymassage ist von Beginn an eine wunderschöne und gesundheitsfördernde Möglichkeit, dieses nonverbale Zusammensein zu genießen und ebenfalls der Wahrnehmung der eigenen Hände zu vertrauen.

Wichtig ist hier, dass die Eltern selbst gut ressourciert sind. Gute und unterstützende Beziehungen innerhalb der Familie und zu Freunden stabilisieren das neue Familiengefüge. Die heutige Kleinfamilie ist mit diesen Anforderungen alleine überfordert. Gibt es hier zurückliegende Konflikte, ungeklärte Beziehungen vor allem mit den eigenen Eltern, systemische Verstrickungen mit Familienmitgliedern, die ein schweres Schicksal in dieser Lebensphase hatten oder eigene früh erlebte Traumata, ist die Bondingphase von vornherein belastet und Mutter und/oder Vater sind geschwächt.

Dies kann sich in einer Wochenbettdepression, gesundheitlicher Schwäche und fehlender Belastbarkeit zeigen. In dieser sensiblen Phase ist wie in der Schwangerschaft die Grenze zum Unterbewusstsein viel durchlässiger und eigene Erfahrungen aus dieser frühen Zeit werden aktiviert und können ins Bewusstsein kommen. Ob bewusst oder unbewusst, wenn die Mutter oder der Vater mit eigenen schmerzlichen unverarbeiteten Erfahrungen in Kontakt kommt, kann sich das in starken Überforderungsgefühlen, mangelnder Geduld und Unzufriedenheit zeigen.

Für die junge Mutter findet in den ersten 6 Wochen bis zu 3 Monaten im Körper viel Veränderung statt. Die Gebärmutter bildet sich zurück, Hormone für die Milchbildung werden gebildet und stellen sich nach der Schwangerschaft um. Der Körper ist in einem Um- bzw. Rückbildungsprozess. Gleichzeitig besteht weiterhin eine erhöhte Sensibilität, die notwendig ist, um das Baby mit seinen Bedürfnissen zu verstehen, und es besteht ein größeres Schutzbedürfnis und der Wunsch, versorgt zu werden.

In alten Kulturen, wie z. B. in Nepal, war es Brauch, dass die junge Mutter mit ihrem Baby in den ersten 3 Monaten in ihre Familie zurückkehrte und dort von ihr versorgt, d. h. bekocht, gepflegt, massiert usw. wurde, sie brauchte sich nur um ihr Baby kümmern. Nach dieser Zeit ging sie zurück zu ihrem Mann. Auf den Fidschi-Inseln begegnete mir die gleiche Tradition: Ältere Kinder wurden von der Familie der jungen Mutter mitversorgt oder in die Obhut der väterlichen Familie gegeben. Wenn man sich dies vor Augen führt, wird deutlich, dass die Situation der jungen Mütter in unserer Gesellschaft an sich schon überfordernd ist, wo sie nach spätestens einer Woche meist selbst den Anspruch haben, den Alltag alleine und selbstständig zu bewältigen.

Je mehr die eigene Mutter in ihrer Mutterrolle gestärkt war, desto selbstverständlicher und selbstbewusster ist der Umgang mit dem eigenen Kind. Ist dies nicht der Fall, kann therapeutische Begleitung eine sinnvolle Unterstützung sein, um systemische oder eigene traumatische Belastungen aufzulösen und die eigene Kohärenz zu stärken. Ist z. B. eine der Mütter, Großmütter, Urgroßmütter bei der Geburt gestorben – was eine Schwächung der mütterliche Linie bedeutet – oder umgekehrt eines der Kinder dieser Mütter (Onkel, Tante usw.) unmittelbar danach, kann dies die Ursache für vordergründig nicht erklärbare Sorgen und Ängste sein. Die Klärung der Beziehung zur eigenen Mutter, zum Vater und oft auch zu den Großeltern führt zu einer Stärkung in der eigenen Mutterrolle.

Trennung nach der Geburt

Falls gesundheitliche und medizinische Gründe es nicht zulassen, dass die Mutter und/oder der Vater nach der Geburt mit dem Baby in Blick- und Körperkontakt sind, kann dies zu einem späteren Zeitpunkt nachgeholt werden, wenn die Eltern wieder zu Hause in ihrer vertrauten Umgebung sind. Das Liebesband von Brigitte Meissner hat sich hier sehr bewährt. (Vgl. Meissner, 2011) Dieses spätere Bonding mildert die schmerzliche Erfahrung des Getrenntseins und wird als neue Information im Zellbewusstsein des Babys (Kindes, Erwachsenen) gespeichert.

Falls das Baby verstärkt Unruhe zeigt, vielleicht hervorgerufen durch eine anstrengende Geburt, eine Trennung unmittelbar danach oder medizinische Eingriffe und Medikamentengaben, werden heute spezielle Babytherapien angeboten. (Vgl. Harms, 2000) Sogenannten Schreibabys, die in den ersten Monaten viel weinen und nicht zur Ruhe kommen, wird so unmittelbar geholfen, die Eltern werden unterstützt und entlastet.

Eine erste wichtige Maßnahme ist, dass die Mutter bestärkt wird vom Partner, der Familie und Freunden. Dann wird es für sie leichter, bei sich selbst zu bleiben und nicht in den Strudel und Stress des schreienden Babys zu geraten. Buchstäbliche Rückendeckung, sich anlehnen und auch abgeben zu können, aber auch tiefe Bauchatmung helfen, wieder bei sich anzukommen und dem Baby innere Ruhe anzubieten, wo es doch selbst so verzweifelt ist.

Die von Eva Reich entwickelte Schmetterlingsmassage hilft, schmerzliche Erfahrungen schon bei Neugeborenen zu lösen. (Vgl. Meyer, 2015) Es ist heute wissenschaftlich erwiesen, dass Berührung seelische Verletzung heilt. (Vgl. Montegu, 2015)

4.2 Trennung und Re-Bonding

Die Geburt ist geschafft, so oder so, aber was passiert dann? Im positiven Verlauf haben Mutter, Vater und das neugeborene Baby genügend Zeit, sich zu erholen, miteinander in tiefen Kontakt zu gehen, sich anzuschauen, sich zu verlieben und das neue Familienmitglied liebevoll, erschöpft und glücklich willkommen zu heißen. Kommt es aber, unabhängig von den Gründen, unmittelbar nach der Entbindung zu einer längeren Trennung von Mutter und Kind, kann diese Kontaktunterbrechung zu einem (emotionalen) Riss in deren Beziehung führen.

Insbesondere nach einer lebenserhaltenden (Not-)Operation, einem Kaiserschnitt oder einer Verlegung des Babys unmittelbar nach der Geburt werden die Folgen für die Mutter und ihr Neugeborenes oft sichtbar. Diese können weitreichender und von längerer Dauer sein, als es auf den ersten Blick erscheint.

Gerade die zunehmende ‚Normalisierung' des Kaiserschnitts (die Kaiserschnittrate für 2017 betrug 30,5%; vgl. StBA, 2018), der in Medizin und peri- und postnataler Psychologie als Geburtskomplikation eingeordnet wird, versperrt den Blick auf Zusammenhänge, z. B. auf eine Bindungsstörung, die oft nur von Fachleuten erkannt werden kann. Alles, was in dieser hochsensiblen Zeit im Mutterleib, unter der Geburt selbst und unmittelbar danach erlebt wird, hat konkrete Auswirkungen auf die Persönlichkeitsentwicklung und auf das Verhalten des Neugeborenen. (Vgl. Verny, 1981)

Betrachtet man eine natürliche und selbstbestimmte Geburt, die in Geburtshäusern angestrebt wird, aber abhängig vom Leitmotiv des Chefarztes im Krankenhausalltag nicht garantiert und gewährleistet ist und mancherorts wie eine Utopie erscheint, so fallen einige Kriterien als Unterschied zum Kaiserschnitt besonders in Auge. Eine solche ‚ideale' natürliche und spontane Geburt findet ohne Interventionen, d. h. ohne Einleitung und ohne Schmerz- oder Betäubungsmittel statt. Unmittelbar nach der Geburt, bei der der Partner seine Frau unterstützt, findet in ungestörter und ruhiger Atmosphäre ein sofortiger Blick- und Haut-zu-Haut-Kontakt mit der Mutter statt. Danach robbt und zieht sich das Neugeborene aus eigener Kraft zur Mutterbrust, wo es mit dem Saugen beginnt. Wenn keine Narkotika gegeben wurden, setzt der Saugreflex nach ca. 20 Minuten ein. Das Bonding hat stattgefunden, bzw. das Band, welches bereits im Mutterleib existierte, wächst weiter.

Der Geburtsalltag bei Kaiserschnittentbindungen ist meist ein völlig anderer. Bis die Mutter ihr Baby in den Armen hält, das sie anfangs leider oft nur kurz gezeigt bekommt, vergehen genau diese ersten so wichtigen Minuten, die sich, obwohl das Nähen nur ca. 30 Minuten dauert, bis zu einer Stunde ausdehnen können. In der Folge kann es, je nach Geburtsablauf, zu einer deutlichen Verzögerung der Mutter-Kind-Anbindung kommen. Diese kann sich durchaus schwierig gestalten, weil sich das instinktive Bindungsverhalten nicht unmittelbar nach der Geburt entfalten konnte.

Bedingt durch diese Trennungszeit, die zumindest für das Neugeborene, so weiß man aus Geburtsregressionen von erwachsenen Klienten, wie eine

Ewigkeit erscheinen und traumatisierend wirken kann, ist die Verbindung vorerst unterbrochen. Man spricht vom Riss in der Beziehung.

Das intuitive Zusammenspiel von Nähe und Distanz und die Übereinstimmung bzw. die Synchronisation zwischen der Mutter und ihrem Neugeborenen kann so in dieser hochsensiblen Bindungsphase nicht stattfinden, sondern dies muss auf später verschoben werden. Die Verschiebung dieses menschlichen Urbedürfnisses stellt allerdings sowohl für die Mutter wie auch und vor allem für das Neugeborene eine psychische Überforderung dar. Beide haben eine möglicherweise anstrengende Geburt hinter sich. Die unmittelbare Nähe und das ausgeschüttete Bindungshormon Oxytocin wirken dann besonders heilsam. (Vgl. Plothe, 2009)

Insbesondere unter dem Blickwinkel, dass eine spontane oder Kaiserschnittgeburt an sich schon traumatisierend sein kann, vervielfacht sich die Wirkung noch durch eine anschließende Trennung, z. B. wenn das Baby ins ‚Kinderzimmer' gebracht wird. Darüber hinaus sind ja für das Neugeborene zusätzlich noch andere Dinge zu verkraften, z. B. die Erfahrung des plötzlichen Umgebungswechsels von warm zu kalt, von Dunkelheit zu grellem Licht, von geräuschgedämpft zu laut und vor allem vom vertrauten Mutterleib zum neuen Unbekannten, oft in Form der Kreißsaalatmosphäre … All das *kann* für das Neugeborene zusätzlich traumatisch sein.

Das Neuknüpfen und Wiederaufnehmen der intrauterinen Mutter-Kind-Beziehung nach der Geburt im neuen unvertrauten, extrauterinen Raum ist daher nicht leicht. Es kann eine erste innere Distanz entstehen, die im Falle des Misslingens des ersten direkten Kontaktes zum Baby und der Anbindung mit Gefühlen von Unsicherheit, Hilflosigkeit, Ärger und Unverständnis wie auch Frustrationen auf beiden Seiten verbunden sein kann. Dazu sei an dieser Stelle an die beeindruckende DVD von Elisabeth Kurth *Urvertrauen und Angst* verwiesen, die genau diese Gefühle in nur wenigen Minuten so unter die Haut gehend vermittelt, dass es schwerfällt, sie wieder ‚zu vergessen'.

Eine solche ‚kleine Störung' lässt sich zu Beginn noch schnell und leicht beheben. Oft braucht es nur eine kurze, gezielte Starthilfe von der Kinderkrankenschwester, von der Hebamme im Krankenhaus oder spätestens in der Nachsorge – leider muss man heute sagen: sofern es überhaupt gelingt, eine Hebamme für die Wochenbettbetreuung zu bekommen! Wird diese Chance nicht genutzt und schaffen es Mütter und Babys nicht allein, zueinander zu finden, sind weitere Probleme oft vorprogrammiert. Diese beginnen häufig mit Still- und Ernährungsschwierigkeiten und führen über Schlafstörungen und vermehrtes Schreien (mit langen Nächten für die Eltern!) bis hin zu Entwicklungsverzögerungen, Verhaltensauffälligkeiten und Hyperaktivität (u. a. deshalb, weil Bewegung eine Stressbewältigungsstrategie ist, die das Ungeborene bereits intrauterin beherrscht).

In Mutter-Kind-Beziehungen allerdings, die vonseiten der Mutter bereits in der Schwangerschaft ambivalent oder problematisch waren, braucht es erfahrungsgemäß meistens mehr als eine kleine Intervention. Bei einer ungewollten Schwangerschaft, vorausgegangenen Fehlgeburten oder anderen interfamiliären Problemen wird möglicherweise früher oder später professionelle Hilfe, z. B. in Form einer Schreibaby-Beratung, einer Elternberatung, einer Psycho- oder einer Baby- bzw. Kleinkindtherapie, erforderlich sein.

Zu erkennen ist eine Bindungsstörung in den ersten Tagen oder Wochen vor allem daran, dass statt natürlicher Intimität und Nähe bzw. dem mütterlichen Wunsch nach Nähe vor allem eine Distanz oder auch Ärger über die Bedürfnisse des Babys spürbar ist. Auch ein deutliches Gefühl von Fremdheit kommt vor. Die Anzeichen reichen ferner von einer direkten oder indirekten Ablehnung des Körperkontakts über auffällig zeitlich verzögerte Reaktionen des Aufnehmens bis hin zu eklatanten Fehldeutungen und völligem Desinteresse. Ein weiterer Indikator ist das sehr schnelle und bereitwillige Abgeben ins Säuglingszimmer oder in der häuslichen Situation an den Vater, die eigene Mutter oder Schwiegermutter. Das kann vor allem während der ersten Nächte daran liegen, dass bei den Müttern die eigenen unbewussten (unsicheren) Bindungsmuster aktiviert werden.

Die Säuglinge reagieren ihrerseits oft mit vermehrtem, lang andauerndem Schreien, Blickkontaktvermeidung, totaler körperlicher Überspannung (Durchbiegen) oder Apathie und Stillproblemen. JEDES Baby hat ein angeborenes Bedürfnis nach Bindung. (Vgl. Bowlby, 1975)

Dieses Bindungsbedürfnis, auch zum Vater, gilt lebenslang, ist aber für die ersten 7 Monate des Babys für das Überleben existenziell. In diesen Monaten kann man sein Kind – entgegen den Befürchtungen vieler Eltern – nicht verwöhnen. Auch das sofortige Aufnehmen als Reaktion auf Bedürfnisse des Säuglings gehört dazu. Bekommt es all das, ist das Ergebnis eine gute und sichere Bindung, die Grundlage zur erfolgreichen Entwicklung eines Menschen.

Sie erleichtert in späterer Zeit den Alltag in so vielen Situationen, dass man, salopp gesagt, von einer ‚gut investierten Zeit' sprechen kann, und sie ist ein Garant für physische und psychische Gesundheit.

Hebammen, Krankenschwestern, Professionelle, aber auch Großeltern und andere Bezugspersonen der Eltern können mit ihrem Wissen um Bindungsphänomene die Mütter stärken und sie ermutigen, das Baby sofort anzulegen und es in den ersten Stunden oder Tagen (und Nächten!) bei sich am Körper zu behalten, und es später oft im Tuch oder auf dem Arm zu tragen. Und sie können ihnen Ruhe und Sicherheit vermitteln und so weit wie möglich für Momente des ungestörten Zusammenseins sorgen, um die Folgen einer stressvollen Schwangerschaft oder traumatischen Geburt im Wochenbett zu mindern. Auch ganz praktische Hilfe bei der Bewältigung von Alltagsgeschäften unterstützt die Mutter darin, auf das kindliche wie auch ihr eigenes Bedürfnis nach Bindung einzugehen.

Nicht zuletzt durch die Erfahrungen in meiner therapeutischen Praxis ist es mir ein Anliegen, dass die Aufmerksamkeit für das Thema der Bindungsstörungen geweckt wird. Diese nehmen in der überwiegenden Mehrzahl aller Fälle bereits vorgeburtlich ihren Anfang und finden ihren ersten sichtbaren Ausdruck im Bindungsverhalten unmittelbar nach der Geburt. Obwohl der Kaiserschnitt nur eine mögliche Ursache ist, werden besagte Spätfolgen durch diese Entbindungsform besonders begünstigt. Der Kaiserschnitt an sich *kann* Ausdruck einer fehlenden Verbindung zu sich selbst oder zum eigenen Körper wie auch einer mangelnden pränatalen Verbindung zum Kind sein.

Eine Sensibilisierung, beispielsweise dann, wenn ohne medizinische Indikation bereits im Vorfeld der Schwangerschaft der Wunsch nach einem Kaiserschnitt geäußert oder die Ablehnung des Kindes deutlich wird, ist die Voraussetzung für eine rechtzeitige prä- oder postnatale Unterstützung in der Mutter-Kind-Anbindung. Im günstigsten Fall können so Geburtskomplikationen und wie bereits erläutert, gravierende Bindungsstörungen verhindert werden. Weitere nachfolgende Probleme könnten beispielsweise Blickkontaktvermeidung vom Baby, Stillschwierigkeiten oder mütterliche Aggressionen sein, die ihre Ursache in Trauma oder Überforderung haben. Freilich ist die praktische Umsetzung, z. B. bei der Geburtsvorbereitung, der Vor- und Nachsorge sowie in Mutter-Kind-Kursen, weiterhin ausbaufähig.

5 Geburt in Stille

Wenn Geburt und Tod zusammentreffen, ist dies ein Moment von Schock, Erschütterung, Sprachlosigkeit, überwältigendem Schmerz und später auch Wut. Es ist zunächst unfassbar, unbegreiflich, so als würde ein Teil von uns selbst sterben. Im Leben eines Menschen ist dies ein besonders trauriger und schmerzhafter Moment.

Und wie immer bei einem traumatischen Erlebnis hängt die Verarbeitung entscheidend von der Begleitung und dem Umgang der Menschen, den Professionellen wie den Angehörigen ab. Deshalb ist uns dieses Kapitel sehr wichtig, denn meistens sind es Geburtshelfer, die die Diagnose stellen, und sie können positive Weichen so stellen, dass diese existenzielle Erfahrung nicht langfristig zu Einschränkungen führt. Um in diesem Moment empathisch und mitfühlend zu handeln, bedarf es als Erstes, eigene Verluste betrauert und integriert zu haben, denn sonst reagieren und agieren wir selbst mit Projektionen oder Abwehr und Verleugnung.

Jeder Mensch trauert anders. Dies gilt es grundlegend anzuerkennen und zu akzeptieren, da jeder seine individuelle Geschichte hat. Auch Schuldgefühle können ein Thema sein, denn der Akzeptanz des Geschehenen gehen häufig zuerst – irrationale – Selbstvorwürfe voraus. Selbstliebe, Selbstfürsorge und die Würdigung der eigenen Bedürfnisse sind ebenfalls Teil des Trauerprozesses.

Ähnlich wie in dem Abschnitt über den Umgang mit Schmerz wirkt unsere deutsche Historie in den individuellen Trauerprozess mit hinein. Da die Trauer um die Menschen des Ersten und Zweiten Weltkrieges so überwältigend groß gewesen ist, wurde sie zum größten Teil verdrängt, abgespalten und medikamentös unterdrückt, jedoch nicht gelöst. Das Familienstellen und Bücher wie die Kriegskinder und Kriegsenkel (vgl. Reddemann, 2016) zeigen auf, wie diese nicht gelöste Trauer generationsübergreifend weiterwirkt und existent ist.

Wenn wir erfolgreiche Trauerbegleitung verwirklichen wollen, gilt es diesen Hintergrund zu beachten und mit einzubeziehen. Wenn wir trotz guter und professioneller Unterstützung erleben, dass die Trauer scheinbar nicht zu bewältigen ist, dann ist es wichtig, den familiären und gesellschaftlichen Hintergrund mit zu berücksichtigen.

Bei Fehlgeburten, Totgeburten oder dem plötzlichen Kindstod ist Zeit ein wesentlicher Faktor. Oft werden die Frauen viel zu schnell zu einer Ausschabung, Geburt und zum Abschied gedrängt. Doch für die Trauerbewältigung wäre es für viele entscheidend notwendig, im eigenen, ganz persönlichen Rhythmus von dem Baby Abschied nehmen zu können, um diesen Verlust zu betrauern und zu bewältigen.

Auch hier ist in den letzten 40 Jahren viel Aufklärung geschehen. Pioniere wie Dr. Elisabeth Kübler-Ross (vgl. 2012) und Hannah Lothrop (vgl. 2016) haben viele Menschen inspiriert, Selbsthilfegruppen zu gründen und professionelle Trauerbegleiter auszubilden.

Da für uns Pränataltherapeuten Trauerbewältigung Teil unserer Arbeit ist, gehört dieses Kapitel unverzichtbar in unser Buch. Bei vielen Klienten, die wegen Depressionen zu uns in die Behandlung kommen, zeigt sich im Therapieverlauf oft nicht gelebte und unbewältigte Trauer, persönlich erlebte oder übernommene. Prä- und perinatale Therapie schließt deshalb in jedem Fall auch die Trauerbearbeitung nach Fehlgeburt, Kindstod, Verlusten oder bei unerfülltem Kinderwunsch mit ein, auch Jahre später.

5.1 Gute Hoffnung – Jähes Ende: Trauerphasen, Abtreibung, Still-born Babys, plötzlicher Kindstod

Das Buch ‚Gute Hoffnung, jähes Ende' von Hannah Lothrop (vgl. Lothrop, 2016) ist für betroffene Eltern und Professionelle eine wahre Fundgrube an Informationen und Ideen, um diese zutiefst traurige Erfahrung zu bewältigen und auf gesunde Weise ins eigene Leben zu integrieren. Lothrop hat eine Trauerbegleitung ins Leben gerufen, wodurch wir heute fast überall Trauergruppen und -begleitung finden.

Eine Fehlgeburt kommt zu ca. 75 % in den ersten drei Monaten der Schwangerschaft vor. Rechtlich zählen alle verstorbenen ungeborenen Babys unter 1.000 g als Fehlgeburt. In vielen Krankenhäusern besteht die Möglichkeit, den Fötus bzw. Embryo auf dem Gelände zu beerdigen oder die Eltern können ihr Baby an anderer Stelle beerdigen lassen.

Wenn der Arzt den Tod des Babys feststellt, ist es üblich, dass er eine Ausschabung veranlasst (Kürettage). Nicht so bekannt ist, dass dies nicht zwingend nötig ist, und vor allem, dass es keinen Grund zur Eile gibt, es sei denn die Betroffenen wünschen es. Wenn die Frauen erfahren, dass das Herz ihres Kindes nicht mehr schlägt, ist dies zunächst ein Schock, der unter Umständen lange anhalten kann. Und unter Schock reagieren und handeln Menschen anders als sonst. Für viele Frauen geschieht die Ausschabung viel zu schnell. Bevor sie richtig begriffen haben, was passiert ist, ist ein Zustand hergestellt, als wäre nichts gewesen. Oft bleibt nur das Ultraschallbild als Beweis, dass sie Grund zur Trauer haben. Jeder Mensch trauert anders und braucht, um sich diese tiefen Gefühle von Trauer zu gestatten, eine verständnis- und liebevolle Umgebung, die Halt und Geborgenheit gibt.

Alternativ zur Ausschabung besteht die Möglichkeit, auf die nächste Periode zu warten, bei der sich in der Regel das Gewebe vollständig löst. In einer Nachuntersuchung kann der Arzt dies per Ultraschall bestätigen oder im entgegengesetzten Fall dann ggf. eine Ausschabung vornehmen. Die Zeit bis zur folgenden Periode wird von den Frauen, die sich darauf einlassen, als Zeit für die Trauer und des Abschieds wahrgenommen. Meist sind sie im Nachhinein sehr dankbar, sich diese Zeit genommen zu haben. Dies ist eine Option und nicht für jede Betroffene der richtige Weg. Letztendlich kann sich die Frau zu jeder Zeit für eine Ausschabung entscheiden, wenn ihr das Warten auf die Regelblutung zu lang wird.

Trauerphasen

Hannah Lothrop beschreibt vier Phasen der Trauerbewältigung. Die Erfahrung zeigt, dass diese Phasen nicht unbedingt in der beschriebenen Abfolge verlaufen, sie können ineinander übergehen oder auch wiederkehren. Dies ist vielleicht hilfreich, um sich selbst zu verstehen und einordnen zu können, was gerade geschieht. Um eine Übersicht zu gewähren, bleibe ich bei der ursprünglichen Reihenfolge.

Wenn sich der Schockzustand löst, folgt eine Zeit intensiver Gefühle von Trauer und Wut. Danach, wenn diese Gefühle weniger werden, macht sich eine Desorientierung breit. Eine Phase, während der man keine Ziele und Pläne in seinem Leben hat, oft begleitet von großer Müdigkeit und Infektanfälligkeit und einhergehend mit möglichen Schlafstörungen oder Schlaflosigkeit und

Appetitlosigkeit. Es ist außerordentlich hilfreich zu wissen, dass dies zur Trauer dazugehört.

Eine pragmatische Hilfe im Alltag, wie z. B. Essen kochen, wirkt sehr unterstützend. Erst wenn diese Phase der Desorientierung (ca. ½ Jahr) sein durfte, folgt eine Phase der Verwandlung und Erneuerung, und die Trauernden gehen mit neuer Kraft aus dieser Erfahrung in ihr weiteres Leben. Diese Phasen verlaufen nicht immer chronologisch und können miteinander vermischt sein:
Phase 1: Schock und Betäubung
Phase 2: Zeit intensiver Gefühle: ‚Suchen und Sich-Sehnen'
Phase 3: Desorientierung und Verwandlung
Phase 4: Erneuerung

Trauerbegleitung

Jeder Mensch trauert auf seine Weise. Männer trauern anders als Frauen. Gerade bei einer frühen Fehlgeburt hat der Vater meist noch keine bzw. wenig emotionale Beziehung zu dem Ungeborenen aufgebaut und die vielleicht starken Gefühle seiner Partnerin sind ihm fremd und oft nicht nachvollziehbar.

Für eine Partnerschaft ist der Verlust eines Kindes eine große Herausforderung. Konfrontiert mit der eigenen Trauer, wünscht man sich Unterstützung vom Partner, oder man zieht sich in seiner Trauer sehr zurück und ist für den anderen nicht mehr erreichbar. Empfehlenswert und hilfreich ist es, im Austausch zu bleiben und den anderen Umgang des Partners zu respektieren, während man gleichzeitig auf die eigenen Bedürfnisse achtet und gut für sich sorgt. Einen Trauerprozess alleine für sich und auch gemeinsam zu durchleben, kann eine neue Tiefe und Verbundenheit, Kraft und Reife in die Partnerschaft bringen.

Nicht bewältigte Trauergefühle, die von früheren Verlusten herrühren, können die Trauer um das Baby verstärken. Das ist für die Betroffenen und Außenstehende schwer zu verstehen. Dies ist oft der Moment, an dem die Trauernden professionelle Begleitung suchen. Es gibt Selbsthilfegruppen speziell für verwaiste Eltern und Trauerbegleiter Wenn sich darüber hinaus zurückliegende Themen melden, wäre eine psychotherapeutische Behandlung angemessen.

Abtreibung

Abtreibung ist ein gesellschaftlich und natürlich auch individuell stark emotional und moralisch besetztes Thema. Barack Obama sagte in einem Interview vor seiner Wahl zum Präsidenten über Abtreibung, dass jede Frau das Recht haben soll, für sich und ihr Leben zu entscheiden, ob sie das Baby bekommen möchte oder nicht. Dies war als Präsidentschaftsanwärter zu diesem Zeitpunkt in Amerika sehr mutig. Als ich dies hörte, dachte ich, wie es wohl wäre, wenn ein Präsident sich dafür einsetzen würde, die gesellschaftlichen Bedingungen so zu verändern, dass jede Frau, unabhängig von ihrem sozialen Umfeld und davon, in welcher Situation sie sich befindet, vom Staat so unterstützt wird, dass sie ein Baby bekommen kann, ohne in Not zu geraten. (Auch das könnte eine Vision sein.) Nachfolgend möchte ich betroffenen Frauen Hinweise geben, wie sie dieses einschneidende Erlebnis bewältigen können.

Bei einer Abtreibung verläuft der Verarbeitungsprozess komplexer als bei einer Fehlgeburt. Die Frau trägt zum einen die Entscheidung, die sie gegen das Baby gefällt hat, gleichzeitig geschieht Trauer über den Verlust des Kindes bewusst oder unbewusst. Oft gestattet sie sich diese Trauer nicht, da sie diese Situation selbst herbeigeführt hat. Für eine gesunde Verarbeitung und Integration bedarf es mehrerer Schritte.

Ein erster Schritt ist es, die eigene Verantwortung für die Abtreibung zu übernehmen, um nicht in dem Schuldgefühl zu verharren oder es langfristig verdrängen zu müssen. Dabei ist es wichtig zu unterscheiden, was gehört in meine und was in die Verantwortlichkeit des Kindsvaters. Mit der Übernahme der Verantwortung für diese Entscheidung können Trauer und Wut zugelassen werden. Die Ohnmacht, die mit Schuldgefühlen einhergeht, wandelt sich dann, und die Frau findet zurück in ihre Handlungsfähigkeit. Eine kompetente, anteilnehmende und wertfreie Unterstützung und Begleitung ist in dieser Lebenssituation wertvoll, da es sehr schwierig ist, diesen Prozess alleine zu bewältigen. Es ist wesentlich anzuerkennen, was ist, anstatt das Erlebte vergessen zu wollen. Letzteres führt dazu, dass es im Unterbewusstsein weiter wirksam ist und es zu Folgeerscheinungen kommen kann, ein sogenannter ‚Sühneprozess'. Dadurch können Krankheiten und Beziehungslosigkeit entstehen, da man sich unbewusst nicht mehr die Erlaubnis für ein glückliches Leben gibt. Dies kann nur mit professioneller Hilfe als solches erkannt werden. Indem die Frau sich für ihr Leben entscheidet, entscheidet sie sich gegen das Leben des Kindes. Das ist schwer und von existenzieller Bedeutung. Am Ende dieses Prozesses geschieht Selbstannahme.

Der zweite Schritt ist es, sich in Liebe und bewusst von dem Kind zu verabschieden und ihm als Teil des Lebens nach dem Trauerprozess einen Platz im Herzen und im Familiensystem zu geben. Das kann auch für einen späteren Kinderwunsch sehr wichtig und bedeutsam sein.

Der dritte Schritt ist dann die Klärung der Beziehung mit dem Vater des Kindes. Auch hier sind die Lebenssituationen sehr verschieden. War er für oder gegen das Kind, wusste er von der Schwangerschaft usw. Wenn es eine Mitverantwortung des Mannes gibt, dann ist es wichtig, dass auch er seine Verantwortung übernimmt, bzw. die Frau dem Kindesvater seinen Teil der Verantwortung überlässt. Weiß der Kindesvater nichts von der Schwangerschaft, ist es für sein weiteres Leben sehr bedeutsam, dass er es erfährt. Denn ebenso wie Fehlgeburten in der Geschwisterreihe ihren Platz haben, gilt dies auch für das abgetriebene Kind. Wenn dies nicht geschieht, sind lebende Kinder belastet, da ihr Unterbewusstes auf das Fehlende aufmerksam machen will, indem sie es vertreten. Dies hat zur Folge, dass dieses Geschwisterkind einen ‚Toten' vertritt und so nicht in seiner ganzen Kraft das eigene Leben leben kann. Häufig ist die Paarbeziehung nach einem Abbruch zu Ende. (Ein Kind ist ein Geschenk für die Partnerschaft. Wenn es abgelehnt wird, wird dies bewusst oder unbewusst auch als ein Nein zu der Beziehung empfunden.) Wurden die vorangegangenen Schritte bewusst vollzogen und haben sich beide ihrer Verantwortung und Trauer gestellt, kann sich das Paar wieder neu füreinander entscheiden. Ein Verarbeitungsprozess kann auch zu einem späteren Zeitpunkt, wenn mehr Kraft und Raum vorhanden sind, vollzogen werden. Am Ende des Prozesses entsteht Frieden mit sich, dem Vater und der Seele des Kindes. Solange die Gefühle blockiert sind, bleibt die Seele des Kindes an die Eltern gebunden. Sie kann erst in Frieden gehen, wenn die Eltern die Emotionen befreit und integriert haben.

Zum Schluss möchte ich auf einen Aspekt hinweisen, der sich in meiner Praxis immer wieder bestätigt hat. Schaue ich mir gemeinsam mit der Frau ihr Familiensystem an, dann zeigt sich in der Regel, dass es in den Generationen vorher bereits Abtreibungen gegeben hat. Aus der systembezogenen Sichtweise ist die Wiederholung der ‚verstrickte"' Versuch, die Ahninnen mit ihrem Schicksal zu würdigen. Löst man dies auf, kann das eigene Schicksal besser, kraftvoller und frei von Wiederholungen angenommen werden.

Medizinische Abtreibung

Bei einer medizinischen Abtreibung ist entweder das Leben der Mutter bedroht oder das Ungeborene als nicht lebensfähig diagnostiziert. Die schwangere Frau bzw. das Paar erfährt nach einer Chorionzottenbiopsie (ab der 6. bis 8. SSW), nach einer Fruchtwasseruntersuchung (ab der 13. Woche) oder nach einem Ultraschall (nach der 16. SSW), dass das Baby sehr schwer krank, stark beeinträchtigt und unter Umständen nicht lebensfähig ist. Normalerweise rät die Schulmedizin zu einem schnellen Schwangerschaftsabbruch, was in diesem Stadium eine eingeleitete Geburt bedeutet.

Auch hier empfehle ich, dass die Betroffenen sich ihre Zeit nehmen, die sie brauchen, um eine Entscheidung in Ruhe treffen zu können. Die Bekanntgabe der Fehlentwicklung bzw. von Missbildungen des Babys ist für die Eltern ebenfalls ein Schock! Wenn keine Gefährdung der schwangeren Frau vorliegt, dürfen die betroffenen Eltern warten, bis sie sich wieder entscheidungsfähig fühlen. An dieser Stelle ist es ratsam, sich eine zweite Meinung einzuholen. Mehr als einmal wurde mir berichtet, dass sich die schwangere Frau/das Paar gegen einen Abbruch entschieden hat und ein lebensfähiges und sogar gesundes Baby geboren wurde. Wenn die Frau bzw. das Paar es gut antrifft, arbeitet ein Psychologe in der Klinik bzw. Praxis, mit dem sie/es neben dem medizinischen auch ein psychologisches Beratungsgespräch führen kann. Für manche Betroffene kann es richtig sein, einen Schwangerschaftsabbruch schnell vornehmen zu lassen. (Abhängig davon, in welcher Schwangerschaftswoche die Frau sich befindet, wird die Geburt eingeleitet.) Wie bei Fehlgeburten ist es für einen gesunden Verarbeitungsprozess entscheidend, dass die Eltern ausreichend Zeit für den Abschied mit dem Baby haben, wenn möglich zusammen als Paar.

Ein Teil des Heilungsprozesses besteht darin, dass die Eltern selbst den Zeitpunkt des Abschiedes bestimmen. Dies ist ein sehr individueller Prozess! In dem Film *Mein kleines Kind* von Katja Baumgarten wird in einer Dokumentation gezeigt, wie die schwangere Frau sich dazu entscheidet, ihr krankes Baby auf natürliche Weise auf die Welt zu bringen und sich diese Zeit mit dem Ungeborenen gibt. Sie überlässt der Natur den Zeitpunkt des Abschiedes. Auch dies ist möglich.

Es gibt heute Vereine und Selbsthilfegruppen für verwaiste Eltern wie auch etliche gute Bücher. Für viele ist es sehr hilfreich, nicht alleine mit dem Schicksal und dem Verlust zu bleiben, da in den meisten Fällen eigene unverarbeitete Trauer aktiviert wird, die dann auf die aktuelle Situation projiziert wird.

Dadurch kann es sein, dass die Frau sich nicht gesehen, nicht gehört und verstanden fühlt. Ein professioneller Therapeut, der erstmal nur zuhört, würdigt, anerkennt und mitfühlt, trägt damit entscheidend zu einem Lösungsweg bei.

Still-born Babys

Wenn Geburt und Tod zusammentreffen, ist dies ein besonders schmerzvoller und tragischer Moment. Es gibt dann wenig gemeinsam erlebte Momente, Vorfreude und Freude wechseln jäh zu Verlust und Trauer. Die Zeit steht still. Es ist ein überwältigender, traumatischer Moment, in dem Schock und Starre meistens überwiegen.

Viele Kliniken sind heute in Trauerbegleitung ausgebildet und geben den Eltern Zeit, sich von ihrem Baby zu verabschieden. Sie ermöglichen Rituale, sei es ein Foto, ein Hand- bzw. Fußabdruck, das Malen eines Bildes oder andere kreative Formen wie Tonen, Schreiben, das Pflanzen einer Blume oder Baumes.

Wenn die noch unter Schock stehenden Eltern ihr Kind nicht sehen möchten, werden in der Regel Fotos von dem Neugeborenen gemacht, die sie erhalten können. Ärzte und Hebammen stehen auch zu einem späteren Zeitpunkt für Gespräche bereit, um alle Fragen zu beantworten und um Informationen zu geben. In dem australischen Film ‚*Some babies die*' ist dokumentiert, wie eine Mutter auf diese Weise begleitet wurde.

Ab einem Geburtsgewicht von 1.000 g steht den Eltern eine Beerdigung gesetzlich zu. Auf den Klinikgeländen oder Friedhöfen gibt es heute eigene Plätze, an denen die verstorbenen Babys beerdigt werden. Sie werden liebevoll „Sternenkinder" genannt.

Plötzlicher Kindstod

Der plötzliche Kindstod ist das unerwartete und nicht erklärliche Versterben eines Säuglings oder Kleinkindes, das zumeist in der (vermuteten) Schlafenszeit des Kindes auftritt. Der Zeitraum umfasst das erste Lebensjahr, wobei dieses Phänomen am häufigsten zwischen dem zweiten und vierten Lebensmonat vorkommt. Der Begriff wird auch mit der englischen Abkürzung SIDS (Sudden Infant Death Syndrome) bezeichnet. Die Ursachen sind bis heute unbekannt, und der Befund plötzlicher Kindstod trifft zu, wenn alle anderen Todesursachen ausgeschlossen werden können. Zu dem Verlust der Eltern kommen erschwerend die offiziellen Untersuchungen des Arztes und der Polizei hinzu.

Je nach Forschungsstand und Ergebnissen aktueller Studien wechseln die vorbeugenden Empfehlungen an die Eltern, die auf lange Sicht teilweise sogar widersprüchlich sind. Hier die zurzeit empfohlenen vorbeugenden Maßnahmen, um das Risiko zu verringern:

- rauchfreie Umgebung;
- Schlafzimmertemperatur zwischen 16 und 18 Grad Celsius;
- kein Drogenmissbrauch der Eltern;
- feste, luftdurchlässige Matratze;
- passender Schlafsack, keine weiteren Bedeckungen;
- Stillen in den ersten sechs Monaten; sowie
- ggf. Schnuller.

Es ist sinnvoll, den empfohlenen bzw. nicht empfohlenen Schlafpositionen wenig Bedeutung beizumessen, da sie zu oft wechseln. Kinder haben ihre bevorzugte Schlafposition, und es würde Stress und einen zusätzlichen Schlafverlust der Eltern bedeuten, wenn sie sich streng an die gerade vorgegebene Schlafposition hielten. Auch gibt es in diesem Zusammenhang wechselnde Ratschläge im Hinblick auf den Schlafplatz des Babys. Mal heißt es, dass Baby solle nicht alleine schlafen, und dann werden die Eltern wieder verunsichert, da das Baby nicht im elterlichen Bett mitschlafen soll.

Diese studienbezogenen Ratschläge wechseln auf lange Sicht regelmäßig und erklären nicht das Phänomen. Denn die Individualität jedes Einzelnen bedingt, dass manche Babys gerne alleine schlafen und andere eben nicht, so wie es auch für Mutter oder Vater einen besseren oder schlechteren Schlaf bedeuten kann, wenn das Baby bei ihnen schläft oder eben nicht.

Für die betroffenen Eltern ist es ein schweres Schicksal und auch wenn Schuld und persönliches Versagen ausgeschlossen sind, tauchen bei ihnen doch oft entsprechende Gefühle auf. Die Frage nach dem ‚Warum' ist quälend und zermürbend und überlagert oft den schwer erträglichen Schmerz über den Verlust des geliebten Kindes.

An dieser Stelle wird deutlich, dass wir nicht alles im ‚Griff' haben und als Teil einer Ganzheit nur bedingt Einsicht haben in größere Zusammenhänge. (Ein ähnliches Phänomen erleben wir auch bei den frühen Fehlgeburten im ersten Trimester.) Demut vor dem Schicksal und dem Leben zu entwickeln, ist Bestandteil eines erfolgreichen Trauerprozesses. Wenn es keine körperlichen Ursachen gibt, könnte es vielleicht eine Art ‚Entscheidung' des Babys sein, als hätte das Kind es sich anders überlegt und wollte zurück in die Welt, aus der es kam.

In der Trauerbegleitung werden die Mutter und der Vater dahingehend unterstützt, dass sie in ihrem Rhythmus trauern und Abschied nehmen dürfen, unabhängig von Erwartungen anderer. Das scheint heute fast das Allerwichtigste zu sein, in einer Gesellschaft, in der diese Gefühle aus der Öffentlichkeit verdrängt sind. Das Durchleben der Trauer mit den verschiedenen Phasen beinhaltet einen tiefen Transformationsprozess und trägt wesentlich dazu bei, dass die ‚Wunde' heilen kann.

Trauer verläuft in Rhythmen und nicht linear! Altbekannte Rituale, die in Rhythmen von 6 Wochen, 3 Monaten, 6 Monaten und 12 Monaten vollzogen werden, scheinen einem natürlichen Verlauf zu folgen. An den Todes- bzw. Geburtstagen kann auch nach vielen Jahren spontan Trauer auftauchen, auch dies gehört zu einem natürlichen Rhythmus. Eine gute, vielleicht auch professionelle Begleitung ist fähig, zuerst einmal nur zuzuhören und mitzufühlen, wertfrei und bestätigend, frei von Ratschlägen. Im aktiven Zuhören wird deutlich, was die Trauernde in diesem Moment braucht und im Kontakt mit ihr kann ihr dies bewusstwerden. An der richtigen Stelle wirkt eine Aufklärung über die Trauerphasen sehr entlastend und fördert das Verstehen des eigenen Prozesses. Die Schwere des Schocks hängt mit der Plötzlichkeit zusammen und wird davon beeinflusst, ob es frühere schwere Verluste gab, die bis dahin unverarbeitet blieben.

In der systembezogenen Therapie findet man in der Arbeit mit dem Genogramm (eine Art Familienstammbaum) immer wieder, dass sich dieses Schicksal wiederholt. (Vgl. Adamaszek, 2003) Dies bedeutet, dass auch schon frühere Generationen Kinder verloren haben. Es scheint dadurch eine Dynamik zu entstehen, die in der systembezogenen Sprache als ein „Ich folge Dir nach" benannt wird. Das Erkennen dieser unbewussten ‚Verstrickungen' und Verbindungen kann zu deren Auflösung führen.

5.2 Therapiewege bei Kindsverlust, Fallbeispiele

Die Trauerbewältigung ist bei allen Verlusten, wie dem Tod des Babys oder eines nahen Angehörigen während der Schwangerschaft, nach dem Sterben eines Zwillings, nach Fehlgeburt(en) oder einer Abtreibung, notwendig und unverzichtbar. Häufig sind aber auch traumatische, interventionsreiche Geburten, die negativ, überwältigend oder desillusionierend und so völlig anders abliefen, als gewünscht oder erhofft, Anlass für die Trauer bzw. für den Wunsch, das Geschehene emotional zu bewältigen und so zu bearbeiten, dass es innerlich vollständig abgeschlossen werden kann. Das ist auch deshalb wichtig, um damit eine mögliche (häufig nachfolgende) Depression zu verhindern oder sie zumindest abzuschwächen. So oder so ist ein Verlust als existenzielle Erfahrung zu beklagen. Das konkrete Geschehen, ob Stille Geburt, Zwillingsverlust, Abtreibung oder eine Gewalt- bzw. Ohnmachtserfahrung während der Entbindung, fordert von den Professionellen als Erstes bedingungslose und vollkommen wertfreie Annahme. Es zählt einzig das subjektive Empfinden der Betroffenen.

Neben Empathie ist es wichtig, dass die Frau oder beide Eltern einen Raum bekommen, um das Geschehene in Ruhe zu erzählen und auch zu beweinen. Das Trauma wird gesehen, und zwar so, dass eine Retraumatisierung unbedingt verhindert wird. Kinder erzählen ihre Geschichte nicht mit Worten, sondern im Spiel.

Der vorgeburtliche Zwillingsverlust

Das Thema verlorener Zwilling ist aus Medizin und Psychotherapie bekannt und inzwischen wird die prägende Bedeutung eines (auch sehr früh) erlittenen Zwillingsverlustes zunehmend anerkannt. Bei geschätzten 10 bis 20% Mehrlingsschwangerschaften (meist Zwillinge) geht man durch die Erfahrungen der pränatalen Therapien, Hypnosen, Familienstellen allerdings von ca. 30 bis 35% aus. (Vgl. Bourquin, 2009) Aufgrund der Zunahme an künstlichen Befruchtungen ist die Zahl der ausgetragenen Zwillinge gestiegen. Bis dahin war jede 100. Geburt eine Zwillingsgeburt, d. h., 90% der Mehrlinge gehen verloren.

Die meisten sterben im 1. Trimester bis zur 12. Woche. Es kann einen zeitlichen Zusammenhang zur Entdeckung (siehe Kap. 2) geben. Oft geht der verstorbene Zwilling mit einer Blutung in der frühen Schwangerschaft ab. Das Gewebe kann sich jedoch auch zurückbilden bzw. auflösen und in der Plazenta (Mumifizierung) oder im überlebenden Zwilling einwachsen.

Emotional hat dies für den überlebenden bzw. allein gebliebenen Zwilling tief greifende Folgen. Aus der Zwillingsforschung weiß man, dass Zwillinge die engste Bindung zueinander haben, noch vor der Mutter-Kind-Beziehung, den Geschwistern und späteren Liebespartnern. Die erste Erfahrung des lebenden Zwillings ist also der Verlust des Menschen, der ihm am nächsten und mit ihm in Liebe und Einheitsgefühl verbunden ist.

Dieser Verlust wird häufig wie ein eigenes Sterbenwollen erlebt. Der Überlebende kapselt sich und den Schmerz ein und erstarrt energetisch, denn vorgeburtlich gibt es keine Möglichkeit, Trauer oder Wut auszudrücken. Von Betroffenen wird das z. B. so beschrieben: „Ich fühle mich wie in einer Blase (Fruchtblase) und die Welt ist außerhalb, das Leben findet außerhalb der Blase statt."

Da die Mutter in der Regel von der Not ihres Kindes nichts weiß, fühlt das Baby sich auch von ihr alleingelassen und entwickelt keine innige Beziehung zu ihr. Dieses sind die ersten entscheidenden Bindungsstörungen, die unbehandelt großen Einfluss auf das spätere Leben des Menschen haben können.

Nicht selten haben Betroffene später mit Depressionen und Antriebslosigkeit zu kämpfen. Systemisch vertreten sie den verstorbenen Zwilling, d. h., häufig sind sie wie halb im Leben und halb im Tod bzw. innerlich nicht präsent, und zum Teil sind sie verlangsamt oder unaufmerksam. Gefühle von Alleinsein, Einsamkeit, große für Außenstehende oft nicht nachvollziehbare Verlustängste, unglückliche Beziehungen und Trennungen sind die möglichen Folgen. Eine *Klientin,* die in einer stabilen Beziehung lebte, bekam täglich, sobald sie die Auffahrt zu ihrem Haus nahm, unerklärliche Panik, weil sie irrationalerweise befürchtete, dass ihr Mann sie verlassen hatte und nicht mehr „im gemeinsamen Haus" lebte.

Daneben gibt es viele weitere Themen wie undefinierbare Schuldgefühle (am Tod des Zwillings oder die Schuld des Überlebenden) oder übergroße Verantwortungsgefühle. Misstrauen und mangelndes Vertrauen treten ebenso häufig auf wie Doppelkäufe oder Unpünktlichkeit. Betroffene arbeiten für zwei (oder drei oder vier) und wählen oft helfende Berufe.

Vielen fällt es schwer, alte Situationen rechtzeitig zu verlassen. Das gilt auch für den Geburtszeitpunkt, denn Übertragungen kommen unserer Erfahrung nach häufig vor, so als könnten sie noch nicht Abschied nehmen von der gemeinsamen Zeit im Uterus. Auch in anderen Übergangssituationen wie Kindergarten-Eingewöhnung, Einschulung oder auch bei Umzügen wird dieses Prinzip sichtbar.

Ein allein gebliebener Zwilling lebt Beziehung anders als ein ‚Einling'. Es kann sein, dass symbiotische Begegnungen mit dem tiefen Wunsch nach Verschmelzung gesucht werden, oder es tritt das andere Extrem in Form großer Angst vor Nähe und Beziehung, die um jeden Preis vermieden wird, auf. Allein gebliebene Zwillinge empfinden oft ihr ganzes Leben als eine Suche nach Einheit und Ganzheit, etwas fehlt und wird vermisst. Der verlorene Zwilling wird in Geschwistern, Partnern und Kindern gesucht (bzw. in diese projiziert).

In meiner Praxis hängt ein Bild der Malerin Dagmar S. Linke, das symbolisch für den Zwillingsverlust steht: Ein Delfin strebt ins Leben, der andere verlässt das Bild … Viele Kinder, aber auch Erwachsene, fühlen sich davon sehr angezogen, reagieren darauf und sagen z. B.: „Wenn ich mir das Bild anschaue, tut mir sofort der Magen weh." Es kann sehr ergreifend sein, wenn Kinder sich im Spiel von ihrem Zwilling verabschieden: „Tschüüß Zwilling!", und gleichzeitig stampfen sie mit dem Fuß auf, weinen oder sagen, wie „dooof" sie das finden. Die Erkenntnis, die Erinnerung an den verlorenen Zwilling bedeutet eine große Erleichterung, wie eine Lücke, die sich schließt, die unbewusste Suche kann aufhören. Das Beziehungsverhalten kann sich ändern und neue, glücklichere Beziehungen können eingegangen werden.

Ein Zwillingsverlust und die vorgeburtliche Ablehnung sind unserer Erfahrung nach die Einflüsse, die die tiefsten seelischen Wunden hinterlassen. Das gilt insbesondere dann, wenn das Entdeckungstrauma zeitgleich mit dem Zwillingsverlust geschieht, oder wenn nur ein Zwilling einen Abtreibungsversuch überlebt und er dann Schock, Verlust und Überlebensschuld zugleich bewältigen muss. Das kommt in der Praxis in dieser Kombination nicht selten vor.

Diese lebenslangen Spuren der meist unbewussten Erfahrungen sind oft nur für Fachleute erkennbar. Sie können im achtsamen Therapieprozess mit den jeweiligen therapeutischen Methoden wie dem Familienstellen, der Metamorphose (vgl. St. John, 1984), mit Regressionen, Elementen aus der Hypnotherapie, der positiven Recreation der Geburt sowie Psycho- oder Spieltherapie aufgearbeitet werden. Der positive Effekt wird bei Erwachsenen als sehr weitreichend und befreiend erlebt und wirkt besonders bei Kindern sehr entwicklungsfördernd. (Vgl. Behrmann/Sturm, 2008; Austermann, 2006, 2013; Steinemann, 2007; Schlochow, 2007; Thurmann, 2008, 2017b)

Welche therapeutischen Möglichkeiten gibt es bei akuten traumatischen Verlusterfahrungen wie einer Fehl- oder Todgeburt? Welche Methoden lassen sich einsetzen? Einiges wurde bereits beschrieben, Weiteres lässt sich nur individuell beantworten, aber häufig ist für mich (I.-M. T.) die *Bach-Blütentherapie* meine erste Methode der Wahl, denn sie hilft den Klienten mit ihren Rescue-Tropfen, aus dem energetischen Schockzustand heraus und in eine erste Ruhe und Zentriertheit hineinzufinden. Erst danach setze ich eine persönlich zusammengestellte Bach-Blütenmischung oder homöopathische Mittel ein. Diese Therapieform gilt nicht nur für Traumata und Verluste, sondern auch für die Schwangerschaft, die Geburt und das Wochenbett. (Vgl. Thurmann, 2017a; Scheffer, 1990, 1993)

Insbesondere nach mehreren Fehlgeburten, z. B. nach vorerst erfolglosen künstlichen Befruchtungen, kann eine Time-Line und die therapeutische Arbeit mit Visualisierungen sehr hilfreich sein. (Vgl. Hackl, 2004) Chronologisch werden dann alle Fehlgeburten mit ihren emotionalen Hintergründen bearbeitet und betrauert. Abschließend werden sie dann im Raum, entlang einer realen Linie, symbolisch dargestellt. Das setzt sehr viele bis dahin blockierte Energien frei und wird oft, trotz des traurigen Anlasses, wie eine Befreiung erlebt. Als *Beispiel* gab es eine Klientin, die vor der Geburt ihres durch ICSI (Intrazytoplasmatische Spermieninjektion) gezeugten Kindes 11 verlorene Embryonen hatte, davon 3 Fehlgeburten sowie weitere 8 befruchtete und eingenistete, aber nicht gebliebene Eizellen.

6 Vom Trauma in die Heilung

Glücklicherweise stehen heute sehr viele unterschiedliche therapeutische Methoden zur Verfügung, mit deren Unterstützung pränatale Belastungen und Geburtstraumata behandelt werden können. Einige von ihnen, die die Lebenskraft und den Lebensfluss befreien, welche durch Schock und Trauma in dieser pränatalen- und Geburtszeit blockiert und eingeschränkt waren, beschreiben wir im Folgenden detaillierter.

Zum Verständnis wollen wir kurz das zugrunde liegende Prinzip in der Therapie erläutern. Jedes negativ prägende Ereignis, sei es aus der präkonzeptionellen Zeit, aus der Schwangerschaft oder der Geburt selbst, folgt in der therapeutischen Bearbeitung einem bestimmten, sinnvollen Ablauf: nämlich Recherche und dann der Weg vom Trauma in die Heilung. Diese prä- und perinatale Therapie ist übliche Vorgehensweise und wurde und wird seit Jahren vielfach beschrieben. (Vgl. Brock [Hrsg.], 2018; Evertz, Janus, Lindner [Hrsg.], 2014; Janus [Hrsg.], 1990; Stulz-Koller, 2014; Thurmann, 2015)

Bevor ein neues, positives Erleben installiert, re-kreiert und damit heilsam und neu erschaffen werden kann, ist es für den therapeutischen Prozess förderlich, wenn zuvor das Trauma mit seinen sich oft daraus entwickelnden Folgen für das Denk-, Handlungs- und Verhaltensmuster in den Therapiesitzungen aus den unterschiedlichsten Perspektiven beleuchtet wird. Mittels Regressionen können die traumatischen Erlebnisse aus Schwangerschaft und Geburt gelöst werden, bei Kindern im Spiel, bei Erwachsenen häufig mit zusätzlichen Elementen aus der Hypnotherapie nach Milton Erickson, Metaphern und verarbeitenden Elementen aus Therapie und Coaching. (Vgl. Erickson/Rossi, 2016; Grove/Panzer, 1992; Mills/Crowley, 1998) Eine andere Möglichkeit ist die konkrete körperliche Geburtserfahrung, die von Erwachsenen und Kindern als Heilungsdurchgang gestaltet werden kann.

Neben den traumalösenden körpertherapeutischen Methoden wie der „Metamorphose“ (vgl. St. John, 1984) werden insbesondere die körperpsychotherapeutischen Verfahren wie Somatic Experiencing von Peter Levine (vgl. Levine, 1998) und die Positive Recreation der Geburt ausführlich dargestellt.

6.1 Positive Recreation der Geburt

Der Name für diesen körpertherapeutischen Recreationsprozess ist etwas lang und vielleicht auch sperrig, doch er drückt genau das aus, was er beinhaltet. Es wird nicht nur die Ursprungserfahrung erinnert, sondern ein Großteil des Prozesses besteht darin, dass neue Erfahrungsmuster entwickelt werden.

Ebba Boyesen kreierte diesen Prozess ursprünglich für Therapeuten. Was ich (K. B. B) an diesem Prozess auch nach 30 Jahren sehr schätze, ist, dass er die Zeit der Vorempfängnis, Empfängnis, Schwangerschaft, Geburt und die Zeit des Bondings vollständig umfasst. Dies bedeutet natürlich, dass es nicht nur zeitlich ein intensiver Prozess ist.

Der eigene Rhythmus ist ein sehr wesentlicher Bestandteil des Prozesses, denn häufig war es eine sehr belastende Erfahrung, dass Mutter und Kind ihre Zeit meist nicht gewährt wurde. So geht auch der Therapieprozess zeitlich weit über die sonst üblichen 1 bis 2 Stunden hinaus. Vorbereitend wird ein Fragebogen über die soziale, physische und psychische Situation der Eltern während der Schwangerschaft, der Geburt und der Zeit des Bondings beantwortet. Bei dem Klienten wird durch die Beschäftigung bereits das Unterbewusste angesprochen, welches sich daraufhin auf den Prozess vorbereitet.

Den systembezogenen Ansatz habe ich im Laufe der Zeit mit seinen Lösungsschritten integriert und löse systemische Verstrickungen in kleinen Sequenzen während der Recreation. Dies geschieht grundsätzlich vor dem Hintergrund einer natürlichen Ordnung und bedeutet, dass jeder, der zur Familie gehört, seinen Platz im System einnimmt, auch wichtige vorherige Partner, Halbgeschwister, Fehlgeburten, Geliebte, wenn diese bedeutsam für den jeweiligen Elternteil waren.

Wenn Verantwortlichkeiten verschoben sind, hiermit ist gemeint, dass Nachfahren Verantwortung für Ältere übernehmen, da diese ihnen schwach und bedürftig erscheinen, werden diese geordnet, sodass jeder die Verantwortung für sein Leben, mit all dem, was dazu gehört, zurückbekommt und im besten Fall dem Jüngeren abnimmt. Zu den systemischen Belastungen zählt die unbewusste Bindung an ein oder mehrere tote Geschwister, Verstrickungen der Mutter mit ihrer Herkunftsfamilie, z. B. eine nicht gelöste schwierige Beziehung zur eigenen Mutter (Mutter der Mutter), eine gestörte Beziehung der Mutter zum Kindsvater oder das Fehlen bzw. Ausgeschlossensein wichtiger Familienmitglieder väterlicher- wie mütterlicherseits.

Hat die Mutter selbst Traumata erlebt (Abtreibungsversuche, Medikamente und Drogen, schwere Geburt mit Komplikationen, Trennung nach der Geburt u. v. m.), ist sie oft nicht in der Lage, eine offene und liebevolle Beziehung zum Ungeborenen aufzubauen. Dies ist deshalb so wichtig, da das ungeborene Baby die Belastungen seiner Mutter wahrnimmt und aus Liebe und Hilfsbereitschaft diese Belastungen im Mutterleib bereits übernimmt. Das Baby wird belastet geboren, ohne dass dies der Mutter wirklich hilft.

Der Geburtsprozess beginnt mit einer Trance, die dazu einlädt, die Stimmung der Vorempfängnis wahrzunehmen, wie eine Reise in das Universum. Am Ende der Trance wird die Entscheidung getroffen, auf die Erde, zu den Eltern zu kommen. Körperlich wird dies vollzogen, indem der Klient sich zwischen den Beinen der sitzenden Mutter, die die Gebärmutter repräsentieren, einrollt. Durch diese Embryonalhaltung beginnt der Körper bzw. das Unbewusste, Erinnerungen aus dieser Zeit freizugeben. Alles, was als angenehm wahrgenommen wird, darf sich ausdehnen und mehr werden. Tauchen unangenehme Erinnerungen, Gefühle oder Körpersensationen auf, beginnt die positive Recreation und die Begleiter, die Mutter, die Hebamme und ggf. der Vater gestalten die aktuelle Situation nach den Bedürfnissen des ‚ungeborenen Babys' neu. Und zwar solange und authentisch, bis das Baby es physisch wie psychisch spüren kann und glaubt.

In dieser ersten Phase, die dem ersten Schwangerschaftstrimester entspricht, treten meist ozeanische Gefühle der Weite und des Verbundenseins auf, außer wenn es hier einschränkende Situationen gab wie ein Nichtwillkommensein, Abtreibungsversuche oder ein Zwillingsverlust. Das Erfahrene wird gewürdigt und anerkannt und etwas Neues glaubhaft kreiert. Dies führt zu Veränderungen bis in die Zellstruktur.

Das Einzige, was nicht positiv recreiert werden kann, ist ein verlorener Zwilling. Wenn diese Erfahrung aus dem Unterbewussten auftaucht, wird Zeit gegeben, den Zwilling zu verabschieden, den Schmerz zu fühlen, zu trauern und letztendlich auch wütend über dieses Schicksal und auf den Zwilling zu sein. Ist dieser bisher nicht gelebte Abschied vollzogen, kann sich der Klient in der Regel auf den weiteren Prozess einlassen und ist bereit, weiter zu ‚wachsen'.

Es ist für viele der erste Moment, in dem sie sich auf die Mutter einlassen können, denn die Beziehung zur Mutter war vorher durch den Verlust belastet. Es fehlte auch die Trauer der Mutter, deren Unterbewusstes den verlorenen Zwilling in dem Lebenden suchte, während gleichzeitig der überlebende Zwilling den Verlorenen im System vertreten hat Das führt dazu, dass sich das Kind nicht gesehen fühlt. Die stellvertretende Mutter bekommt ebenfalls Zeit, sich von dem bis jetzt unbewussten Baby zu verabschieden.

Alles, was für das ‚Baby' unangenehm auftaucht, wird aufgegriffen und positiv verändert. Wenn es z. B. zu sehr um die Mutter besorgt ist oder sich nach ihrem Wohlbefinden orientiert, wird diese gestärkt und darin unterstützt, ihre Belastungen abzubauen. Nachdem in der ersten Phase die ‚Gebärmutter' als sehr weit empfunden wird, grenzenlos und ozeanisch, wächst das ‚Baby' im Laufe des Prozesses und spürt mehr die Grenzen seines Lebensraumes.

Mit dem ‚Baby' wird direkt kommuniziert. Dabei sind die Fragen offen, etwa: „Was nimmst du gerade wahr?", „Was ist jetzt?". Ja-nein-Fragen wie z. B. „Geht es dir gut?" sind dirigierend und die Antworten liefern keine Information darüber, womit der Klient aktuell beschäftigt ist.

Die bevorstehende Geburt wird durch Körperempfindungen wie Enge und Hitze angezeigt. Der Übergang wird jedes Mal individuell vorbereitet. Wenn es eine Frühgeburt gewesen ist, wird durch die Klärung von Problemen versucht, dass der Klient diesmal bis in die 40. Woche bleiben kann. Ist dies nicht realisierbar, wird das Bonding (Känguruhen) nach der Geburt praktiziert. Es bestätigt sich immer wieder, dass sich, wenn die Beziehungen geklärt und die Konflikte gelöst sind, eine spontane, natürliche Geburt entwickelt, selbst wenn der Klient per Kaiserschnitt geboren wurde und der Körper den Vorgang der Geburt nicht kennt.

Die Begleiter warten auf die Geburtsimpulse des Körpers, die aus dem Becken heraus entstehen. Das Becken beginnt sich rhythmisch zu bewegen, die Füße stützen sich ab und der Kopf beginnt sich einzudrehen und sich dabei nach vorne zu schieben. Die Mutter ändert für die Geburt ihre Position und kniet sich vor das ‚kindliche' Köpfchen. Die Füße des Klienten bekommen Halt und der Körper bewegt und dreht sich durch das stellvertretende Becken der Mutter – die Oberschenkel.

Im Raum entsteht Geburtsenergie, wie bei einer realen Geburt, und nach dem Durchtritt kann Erschöpfung, Freude usw. erlebt werden. Manchmal hat das Baby noch so viel Energie, dass es sich weiterbewegt und robbt; es ist eingeladen, seine Geburtsenergie vollkommen auszuleben. Andere Kinder wiederum sind erschöpft und verschnaufen. Dann wird Raum gegeben für die vier kurzen Momente vor dem Bonding. Mutter und Kind verschnaufen und schauen einen Augenblick weg, bei dem Neugeborenen sind die Augen meist geschlossen. Dann schaut die Mutter zum Baby, in der Regel taucht dann der Impuls auf, es zu berühren, und wenn beide bereit sind, nimmt sie das Kind in ihre Arme. Beide werden darin unterstützt, eine bequeme Position einzunehmen, in der das ‚Köpfchen' im linken Arm in einem Abstand von 20 cm zu den Augen der Mutter liegt.

Das Ankommen ist ein Moment des Spürens und Staunens. Das Bonding benötigt oft 1 bis 2 Stunden. Da sehr viele Teilnehmer real kein Bonding oder ein viel zu kurzes Bonding erlebt haben, ist es für die Begleiter hier sehr wichtig, achtsam zu sein, damit sich das Bekannte nicht wiederholt, sondern das ‚Neugeborene' sich erlaubt, sich die Zeit zu nehmen, die gut für es ist.

Immer wieder erlebe ich, dass der Klient nach etwa 10 Minuten sagt: „Jetzt ist es gut, ich kann jetzt aufstehen". Wenn ich ihn dann einlade, einen Moment länger den Kontakt zu spüren, fällt er in eine tiefere Entspannung und Verbindung mit der stellvertretende Mutter und lässt sich tiefer auf das Bonding ein. Meistens sind alle Beteiligten nach ca. 4 bis 6 Stunden müde und erfüllt und schlafen. Der nächtliche Schlaf unterstützt die Integration des Prozesses.

Am nächsten Tag findet die Reflexion des Prozesses statt und weitere integrierende Elemente vervollständigen den Prozess z. B. eine Trance, in der Kontakt mit dem inneren Baby aufgenommen wird, und eine Bewegungsmeditation. Am Ende bedankt sich das ‚Neugeborene' bei der ‚Mutter' und entlässt sie aus der Rolle.

Ähnlich wie Frédérick Leboyer spricht auch Ebba Boyesen vom ‚Fest der Geburt' und am Ende des Geburtsprozesses besteht die Einladung, diesen Neuanfang zu feiern. So kann, je nach den persönlichen Bedürfnissen, zum Abschluss ein Geburtstagsfest initiiert werden.

Wenn Körper, Geist und Seele zusammen geboren werden und nicht schon bei der Geburt Abspaltung und Dissoziation geschieht, ist es möglich, dies als ein Einheitserlebnis zu erfahren. So vollständig auf die Erde gekommen, kann auch die Verbindung zur spirituellen Wirklichkeit wieder bzw. stärker wahrgenommen werden.

Metamorphose und SE

Dieser intensive Geburtsprozess ist nicht für jeden Klienten geeignet, so wertvoll er auch ist. Alternativ werden in 1 bis 1,5 Stunden dauernden Einzelsitzungen die einzelnen Themen und deren Blockaden in kleinen Sequenzen gelöst. Somatic Experiencing (SE) mit seiner somatischen Wahrnehmung „felt sense" (vgl. Levine, 1998) ist eine sehr gute Alternative und Ergänzung.

Es gibt Klienten, für die es retraumatisierend wäre, traumatische Erfahrungen dieser frühen Phase zu erinnern. Die Metamorphose – pränatale Therapie von Robert St. John (vgl. 1984) – ist hier eine wirksame körpertherapeutische Methode, bei der durch das sanfte Streichen und Kreisen des Fußinnenknochens Energieblockaden, die in der Zeit der Vorempfängnis, Zeugung, Schwangerschaft und Geburt entstanden sind, ins Fließen kommen. Diese Linie entspricht in der Fußreflexzonenmassage der Wirbelsäule und Robert St. John hat bei seinen Behandlungen den Zusammenhang zur pränatalen Zeit herausgefunden. Psychokinesiologie ist ebenfalls in der Lage, durch die Kombination von Klopfen bzw. Tappen Muster bis auf die Zellebene positiv zu verändern. Es gibt eine Fülle von Möglichkeiten, und es ist mit jedem Klienten von Neuem spannend und interessant, wie sich sein individueller Heilungsweg für ihn entwickelt.

6.2 Positive Traumalösung in Spieltherapie und Körperarbeit

Vor der therapeutisch positiv nachholenden Geburtserfahrung und ebenso vor der Heilung von Schwangerschaftserlebnissen, wie der erlebten Ablehnung, übermäßigem Stress oder dem vorgeburtlichen Zwillingsverlust, ist eine ausführliche und gründliche Anamnese wesentlich. Bereits im Vorfeld, das kann auch in einem Telefonat sein, werden die objektiven Fakten sehr detailliert erfasst, und zwar kurz und knapp. Es geht darum, einen ersten objektiven Überblick, sehr gerne erweitert um den realen Kranken- oder Geburtshausbericht, zu erlangen. Zugleich kann diese Technik der Distanzierung aber auch bereits eine erste Maßnahme sein, die der Klientin zur Vermeidung eines emotionalen Traumastrudels verhilft.

Zu klärende Fragen könnten sein:

- Was war wann und wie?
- Wie war der Ablauf der Schwangerschaft oder Geburt?

- Welche mehrgenerationalen Aspekte gibt es?
- Welche Blickwinkel bietet der systemische Ansatz?
- Welche gegenwärtigen Dynamiken beeinflussen die Situation?
- Wie war die eigene Geburt der Schwangeren/Gebärenden?
- Gab es lebensbedrohliche, existenzielle Situationen?
- Waren die Betroffenen (Mutter, Vater und/oder Kind) im energetischen Schockzustand?
- Welche Therapiemaßnahmen gibt/gab es bisher?
- Was ist die erste, vorrangige Zielsetzung der Therapie?

Bei Kindern spielt natürlich auch die kindliche Entwicklung eine große Rolle, objektiv, ohne Bewertungen – Fragen bieten sich an zum Thema Stillen, erstes Krabbeln und Sprechen, Bindungsverhalten und soziales Verhalten. Ferner ist alles von Bedeutung, was die Eltern darüber hinaus von sich aus erwähnenswert finden.

In den Therapiestunden selbst unterscheidet sich die Vorgehensweise natürlich je nach Alter, nach der Fragestellung, dem Grad des Bewusstseins, dem definierten Therapieziel und der persönlichen, individuellen Ausgangssituation. In der ersten persönlichen Sitzung geht es inhaltlich naturgemäß häufig um die Schwangerschaft und um die Geburt selbst. Es ist wichtig, die konkreten Abläufe, die mir aus der Anamnese bekannt sind, zu benennen und diese, auch bei Erwachsenen, mithilfe eines Beckenmodells und verschiedener Puppen, bei Kindern spielerisch, darzustellen. So gibt es ein ca. 4 cm kleines ‚Fötus-Modell', aber auch eine bzw. für ein Zwillingsthema zwei kleine Puppen, um die Schwangerschaft zu illustrieren, sowie eine ca. 50 cm große Puppe, die in ihrer Größe ungefähr einem Neugeborenen entspricht.

Zusammen mit dem Becken kann eine Geburt im ‚Ideal' und ebenfalls so, wie sie sich tatsächlich ereignet hat, gut in allen Einzelheiten demonstriert werden. Damit wird bei Kindern, aber ebenso bei Erwachsenen, bereits eine erste Aktivierung in Gang gesetzt. Der Körper reagiert oft spontan, beispielsweise könnte der Abdruck der Geburtszange oder eines mütterlichen Beckenknochens plötzlich als Mal an Schädel oder Stirn erscheinen, denn das Unbewusste scheint sich zu erinnern.

Und selbst extrem unruhige oder trotzige bzw. sich im Widerstand befindende Kinder werden ganz aufmerksam. Oft sind sie wie gebannt und fasziniert von dem, was sie sehen – das geht auch Erwachsenen so. Sie schauen zuerst nur zu, hören die Beschreibung ihres eigenen Geburtsablaufes und dürfen dies dann mit der Puppe und dem Beckenmodell im wahrsten Sinne des Wortes selbst in die Hand nehmen und sich so einem neuen, idealen Ablauf einer Geburt annähern.

Ein *Beispiel* könnte ein Geburtsstillstand sein, auf den eine Kaiserschnittentbindung folgte. Zuerst sieht die betroffene Person den Geburtsbeginn mit der Puppe, die sich z. B. kurz vor der Drehungsphase in einem Stillstand befindet. Danach sieht sie – im dargestellten Spiel – den abrupten Wechsel in die Welt, durch den Kaiserschnitt. Und nun, den eigenen Geburtsablauf in den Händen, kann das Kind oder auch der erwachsene Klient eine LEICHTE Geburt inszenieren, d. h., es gibt Raum, einen komplikationsfreien Ablauf mit der Puppe (und bei Kindern im Spiel mithilfe von Kuscheltieren, die ihren Weg durch das Becken finden) auszuprobieren: die Drehung, der Durchtritt durch das Becken, das Hinauskommen im eigenen Tempo – ohne Betäubung, wach, aufmerksam und mit einem guten, warmherzigen Empfang.

Eines meiner mich tief beeindruckenden *Lieblingsbeispiele* ist ein ca. 2-jähriger Junge, der immer wieder rief: „Will Puppe durchziehen, Puppe durchziehen", das auch 60 bis 70 Mal tat und sich danach zur Mutter wandte und sagte: „Fertig, will gehen!" Erfahrungsgemäß geschehen nach dieser Sitzung bei Kindern häufig im häuslichen Umfeld bereits die ersten angestrebten Veränderungen.

Die therapeutische Arbeit mit Kindern, auch zu Traumata aus der Schwangerschaft, habe ich (I.-M. T.) an verschiedenen Stellen ausführlich dargestellt. (Thurmann, 2015, 2018) Terry benennt als einer der Wenigen, dass die Trauer sogar bereits befruchtete, schockgefrorene Zellen betreffen kann, die auf ihren eventuellen Einsatz warten oder irgendwann vernichtet werden. Er beschreibt den Fall eines 4-jährigen Mädchens, das sich in seinen Träumen um deren Wohl sorgt: „[…] Meine anderen Brüder und Schwestern sind gefroren. Sie sind in einer Höhle im Schnee und sie weinen. Wir müssen etwas unternehmen." (Vgl. Terry, 2004, S. 107–116) – Mehr Informationen zum Thema Künstliche Befruchtung und Kinderwunsch finden Sie bei Theresia de Jong. (Vgl. de Jong, 2002; de Jong/Thurmann, 2008)

In der praktischen Umsetzung ins Detail zu gehen, auch bei Kindern und inzwischen Erwachsenen nach künstlicher Zeugung, wird Teil der Fachausbildung sein, damit die prä- und perinatale Dimension in der therapeutischen

Arbeit mit Kindern und Erwachsenen einen festen Raum einnehmen kann. Je nach Klient und Situation werden dann die Sitzungen auf den unterschiedlichen Ebenen fortgesetzt. So würde in der Spieltherapie die Geburt erst einmal mit vielen Stofftieren, die alle in einer Höhle platziert werden, (nach-)gespielt werden, und zwar sowohl in der traumatischen Fassung des Steckenbleibens (‚das Garagentor klemmt – Lösung des Kindes: das Dach abzuheben …') als auch in der heilsamen Version des leichten Geburtsdurchganges (‚das Garagentor öffnet sich und das Auto kann leicht hinausfahren').

Erwachsene malen ihre vorgeburtlichen Erlebnisse häufig nach den Regressionen. Es sind Bilder, die aus den Tiefen der Seele auftauchen und die ins Bewusstsein drängen. Es ist auch möglich, sich ein Seelenbild malen zu lassen (www.balsam-art.de). Darüber hinaus nutze ich zur Integration das Erstellen von Skulpturen im Raum, andere Symbolisierungen oder z. B. die Karten zum Zürcher Ressourcen Modell von Maja Storch (vgl. Krause/Storch, 2017), ein sehr starkes Werkzeug.

Am Ende der Therapie steht häufig der körperliche Geburtsvorgang des Klienten. In der Körperarbeit wird die Geburt exakt simuliert und ruhig als Heildurchgang nacherlebt. Vorher gibt es die Möglichkeit, mehrfach zu üben und auszuprobieren, wie es sich denn wirklich am besten anfühlt. Und bei Kindern, wenn die Mutter anwesend ist, kann es – manchmal zum allerersten Mal – einen langen, ausgedehnten und oft sehr berührenden Anbindungsprozess geben. Das gilt auch für ‚erwachsene, volljährige Kinder', denn das ReBonding ist vollkommen altersunabhängig.

Es kommt auch vor, dass die therapeutische Körpergeburtsarbeit sehr konkret für die Lösung eines ausgewählten Themas in Anspruch genommen wird. Eine *23-jährige Klientin* wollte für sich klären, ob – und inwiefern – ihre Kaiserschnittentbindung einen Zusammenhang damit hatte, dass sie sich nach ihrem Studium beruflich nicht von ihrem Elternhaus lösen konnte, obwohl sie es wollte. Dafür waren nur zwei Sitzungen notwendig, denn sie fühlte für sich in der körpertherapeutischen Sitzung klar, dass ihr bislang der ‚Erfolg' des eigenen Geburtsdurchganges fehlte, und sie holte dies langsam und achtsam und im eigenen Tempo nach.

Einem anderen *Klienten* gelang es nicht, die letzte Prüfung seines ansonsten vollständig abgeschlossenen Studiums anzutreten, um sich danach um einen Praktikumsplatz als erste Station seines Berufslebens zu bewerben.

Seine Blockade, im Rahmen einer im Übrigen vollkommen interventionsfreien Hausgeburt mit heftigen Wehen, lag in der Drehung. Diese holte er nach, er übte sie und führte sie in mehreren Sitzungen einige 100 Male – in Ultra-Zeitlupe – durch. Erst als sein Körper diese Bewegung ‚verstanden' und er für sich den ‚optimalen, leichten Dreh' gefunden hatte, löste sich diese Blockade vollständig auf. Innerhalb von zwei Monaten hatte er nach seiner bestandenen Prüfung bereits an seiner neuen Arbeitsstelle begonnen.

Die Anwendungsmöglichkeiten der Prä- und perinatalen (Spiel-)Therapie© für Erwachsene und für Kinder sind schier unbegrenzt. Sie lassen sich auch sehr gut im *Coaching* anwenden, da nämlich unbewusste Geburts- oder Vorgeburtsmuster z. B. eine Prokrastination auslösen (vgl. Storch/Weber, 2013) und berufliche Blockaden oder Karrierehemmnisse darstellen können.

7 Resümee

Vorangestellt sei eine Anmerkung: Eine Behandlung vieler weiterer Themen, die unserer Ansicht nach mit in dieses Buch gehören, hätte dessen Rahmen gesprengt. Deshalb geben wir Literaturempfehlungen, mithilfe derer Sie Ihr Wissen erweitern und vertiefen können. Nähere Ausführungen zu den Themen physiologische und psychische Veränderungen von Mutter und Kind in der Schwangerschaft, Ernährung und Entgiftung, Lotusgeburt, Rituale vor und in der Schwangerschaft wie auch nach der Geburt finden Sie unter: www.geburtsakademie.de.

Im Rahmen des vorliegenden Resümees möchten wir abschließend auf unseren Buchtitel *Den Anfang heilen: Prä- und perinatale (Spiel-)Therapie*© wie auch auf unser vorrangiges Anliegen zurückkommen: nämlich Veränderungen zur Verbesserung der Geburtshilfe auf den Weg zu bringen, was am Beispiel des Themas Alleingeburt verdeutlicht werden soll.

Bei einer Alleingeburt sind weder Hebamme noch Arzt anwesend. Dies geschieht manchmal, wenn das Baby zu schnell auf die Welt kommt. Meistens handelt es sich um eine unproblematische, einfache Geburt. Wichtig ist es, das Baby warm einzuhüllen, bis die Hebamme bzw. ein Arzt die weitere Versorgung gewährleistet. Manche Frauen und Paare wählen die Geburt ohne Geburtshelfer bewusst, da sie nicht der Krankenhausroutine ausgesetzt sein möchten. Darüber hinaus ist in einigen hochentwickelten Ländern wie z. B. den USA das Hebammenwesen inzwischen so stark von Repressalien betroffen, dass Hebammen ohne jegliche rechtliche Absicherung dastehen und außerklinische Geburten daher fast nicht mehr möglich sind, weshalb sich schwangere Frauen dann oft für eine Alleingeburt entscheiden (müssen). In Deutschland sind Hausgeburten (noch) möglich, wenn auch die außerklinischen Hebammen wegen der sich stetig verschlechternden Bedingungen ebenfalls sehr unter Druck stehen – und auch sie in ihrer Existenz bedroht sind. Das ist eine besorgniserregende Entwicklung! Denn Geburt hat einen immens wichtigen Einfluss auf unser ganzes Leben. Wir möchten unseren Beitrag dazu leisten, dass gesellschaftliche Aufklärung zu diesem Thema stattfindet und therapeutische

Hilfe so früh wie möglich angeboten wird und beginnen kann. Darüber hinaus ist es unser Anliegen, die in diesem Arbeitsbereich tätigen Professionellen zu stärken. Es gibt viele Forschungen, Initiativen und Projekte (Prof. Schücking, Universität Leipzig, AKF, Arbeitskreis Frauengesundheit in Medizin, Psychotherapie und Gesellschaft, GreenBirth e. V., Mother Hood e. V.), die das Ziel haben, die Geburtshilfe zum Wohle der Kinder und Mütter zu verbessern und den gesellschaftlichen Trend der Entfremdung aufzuhalten, ja langfristig sogar umzukehren. Dem stehen die bisherige Gesundheitspolitik, Kostendruck und die – wenig persönlich-empathischen und an der Mutter-Kind Beziehung orientierten – standardisierten Krankenhausabläufe klar entgegen. Hier gibt es dringenden Handlungsbedarf!

Unsere Vision

Es ist unser Wunsch, die prä- und perinatale Dimension mit ihren frühen und so wichtigen Prägungen in Ihre Arbeit, in Ihren Alltag und in Ihr Bewusstsein zu bringen. So wie man heute selbstverständlich weiß, dass Rauchen oder Alkohol während der Schwangerschaft für das Ungeborene und für die Mutter schädlich sind, so möchten wir, dass dies anerkanntes Allgemeinwissen wird. Möge sich dieses Wissen auch weitere berufliche Felder erschließen, z. B. Berufscoaching oder Managementtraining in Bezug auf Erfolg und eigene Prägungen!

Insbesondere für Erzieher und Lehrer, die unsere Kinder über viele Jahre begleiten, ist dies wertvoll und hilfreich. Sie können aus diesem Blickwinkel Verhaltensweisen der vor- und geburtlichen Erlebnisse erkennen und zuordnen und besser einschätzen, wann therapeutische Unterstützung angezeigt ist. Frühes Erkennen, schnell(er)es Handeln, damit nicht Jahre vergehen, bis es eine Erleichterung, Linderung oder gar Heilung gibt. Wie gut wäre es, wenn diese bisherige Lücke zum Wohle der Frauen und Kinder geschlossen werden könnte.

Eine weitere Vision ist eine übergeordnete Grundlagenberatung. Eine Art Zwischenstelle, wo sich Betroffene an kompetente Fachleute wenden können, die klar erkennen, um welches Thema es sich handelt, welches Traumamuster aktiviert ist und wie ein nächster Schritt für eine positive Entwicklung aussehen könnte. Stellen Sie sich vor, die prä- und perinatale Psychologie wäre die Grundlage in der Geburtsvorbereitung und für die Arbeit der Doulas. Dieses integrierte Wissen würde dann zu einer besonders sensiblen und empathischen Betreuung durch Gynäkologen, Hebammen und das Krankenhauspersonal in der Schwangerschaft und unter der Geburt führen. Das implizierte eine umfassende Anamnese, d. h., es würde immer nach vorangegangenen Schwangerschaften, nach Geburten mit traumatischen Elementen oder nach einer Fehlgeburt, dem vorgeburtlichen Verlust eines Zwillings oder einer künstlichen Befruchtung gefragt. Dann wäre sowohl für die gegenwärtige Mutter- bzw. die Eltern-Kind-Bindung als auch für zukünftige Schwangerschaften eine Traumaprophylaxe gewährleistet, was beinhaltet, dass frühere überwältigende Erlebnisse therapeutisch aufgelöst werden könnten. Klinische und außerklinische Geburtshilfe würden sich ergänzen und positiv und konstruktiv zusammenarbeiten (wie die Geburtshilfe in den Niederlanden). Hausgeburten und Geburtshäuser wären politisch wie gesellschaftlich anerkannt, wertgeschätzt und finanziell abgesichert, insbesondere was die in diesem Arbeitsfeld Tätigen, also Hebammen, Hausgeburtsärzte, Doulas und Geburtsvorbereiterinnen betrifft. In der klinischen Geburtshilfe gäbe es die prä- und perinatal-psychologisch basierte Arbeitspraxis! Es gäbe flächendeckend stillfreundliche Krankenhäuser und die Kängurupraktik auf den Frühgeborenen-Intensivstationen. Alle Geburtshelfer (Ärzte, Hebammen, Kinder- und Krankenschwestern) und Therapeuten jeder Fachrichtung wären gut ressourciert und hätten eigene pränatale und geburtstraumatische Erfahrungen bearbeitet. Es gäbe einen Personalschlüssel, der eine optimale Versorgung möglich machte, mit geregelten Dienstzeiten, die ausreichende Regenerationszeiten sowie eine regelmäßige Aus- und Fortbildung in der prä- und perinatalen Psychologie und Therapie enthielten.

Dann wäre gewährleistet, dass schwangere Frauen respektvoll, positiv und liebevoll individuell umsorgt werden, denn genau dies bildet die zentrale Voraussetzung für eine gesunde Entwicklung des ungeborenen Kindes. So setzen wir uns für die Transformation des Anfangs ein und arbeiten gleichzeitig weiter an der Heilung bisheriger negativer Erfahrungen, um die weibliche Kraft zu stärken.

8 Literaturverzeichnis

Adamaszek, Rainer (2003) Familien-Biographik: Stellvertreterordnung in Familien. – Heidelberg: Carl-Auer Verlag.

Austermann, Alfred und Bettina (2006) Das Drama im Mutterleib: Der verlorene Zwilling. – Berlin: Königsweg Verlag.

Austermann, Alfred und Bettina (2013) Ich habe meinen Zwilling verloren: Alleingeborene Zwillinge erzählen: Eine Entdeckungsreise für Suchende. – Berlin: Königsweg Verlag.

Bauer, Joachim (2004) Das Gedächtnis des Körpers: Wie Beziehungen und Lebensstile unsere Gene steuern. – Berlin: Piper.

Baumgarten, K. (2001/2002) Mein kleines Kind, Dokumentarfilm, www.meinkleines kind.de

Behrmann, Irene/Sturm, Marianne (Hrsg.) (2008) Leben und Geburt. – Heidelberg: Mattes Verlag.

Bowlby, John (1975) Bindung. – München: Heyne.

Bourquin, Peter/Cortés, Carmen (2016) Der allein gebliebene Zwilling. – Köln: Innenwelt Verlag

Boyesen, G. (1987) Über den Körper die Seele heilen. – München: Kösel.

Brock, Inès (Hrsg.) (2018) Wie die Geburtserfahrung unser Leben prägt: Perspektiven für Geburtshilfe, Entwicklungspsychologie und die Prävention früher Störungen. – Gießen: Psychosozial-Verlag.

Brönner, Kola B. (2011) www.geburtsakademie.de.

Brönner, Kola B. (2013) Positiv Recreieren. – In: Hildebrandt, Sven/Alberti, Heiner (Hrsg.) Verborgene Wahrheiten: Der verantwortungsvolle Umgang mit Erinnerungen aus unserer frühesten Lebenszeit. – Heidelberg: Mattes Verlag. – S. 38–44.

Brönner, K. B. (2006a) Positive Recreation der Geburt. – In: Doderer, Axel (Hrsg.) (2006) – S. 63–65.

Brönner, K. B. (2006b) Vorbereitung der Paare auf die Elternschaft. – In: Doderer, Axel (Hrsg.) (2006) – S. 51–54.

Campbell, Stuart (2004) Schau mal … ich wachse: Einzigartige 3-D-Ultraschallbilder von der Entwicklung des Kindes im Mutterleib. – Köln: Egmont VGS.

Castellino, Ray (2000) Bindungsprozesse von Neugeborenen und Eltern bei der Geburt. – In: Harms, Thomas (Hrsg.) Auf die Welt gekommen. – Berlin: Leutner. – S. 99–140.

Chamberlain, D (2001) Woran Babys sich erinnern. – München: Kösel.

Chopich, Erika/Paul, Margaret (2009) Aussöhnung mit dem inneren Kind. – 27. Aufl. – Berlin: Ullstein.

Chopich, Erika/Paul, Margaret (2012) Arbeitsbuch zur Aussöhnung mit dem inneren Kind. – Berlin: Ullstein.

Church, Dawson (1988) Zwiesprache: Kontakt mit der Seele deines ungeborenen Kindes. – Köln: Smaragd.

De Jong, Theresia M. (2002) Babys aus dem Labor: Segen oder Fluch? – Weinheim: Beltz.

De Jong, Theresia Maria/Kemmler, Gabriele (2006) Kaiserschnitt: Wie Narben an Bauch und Seele heilen können. – 3. Aufl. – München: Kösel.

De Jong, Theresia Maria/Marcovich, Marina (2003) Frühgeborene – zu klein zum Leben: Die Methode Marina Marcovich. – 4. Aufl. – Frankfurt/M: Fischer.

De Jong, Theresia/Thurmann, Ilka-Maria (2008) Willkommen im Leben: Kinderwunsch und der bewusste Weg zur Elternschaft. – Düsseldorf: Patmos.

De Jong, Theresia/Thurmann, Ilka-Maria (2008) Willkommen im Leben? Künstliche Befruchtung und ihre möglichen Folgen. – In: Wege (4/2008, 36–40).

Doderer, Axel (Hrsg.) (2006) Tagungsjournal: Werde, wachse und gedeihe, liebes Kind: Kinderwunsch, Schwangerschaft, Geburt, Babyzeit, Elternschaft. – Idstein: Druckerei Schlosser.

Drews, Ulrich (1993) Taschenatlas der Embryologie (mit Farbtafeln). – Stuttgart: Thieme Verlag.

Eckert, Amara (2015) Der Ausdruck prä- und perinataler Erfahrungen in Spiel und Bewegung. – In: Reichenbach, Christina/Richter-Mackenstein, Joseph (Hrsg.) (2015) – S. 1–10.

Eckert, Amara (2016) Psychomotorische Traumaarbeit: Professioneller Umgang mit dem Unbekannten. – In: Sich bewegen kann doch jeder. – Jubiläums-Jahrestagung des AKP vom 16.–18.09.2016 in Sundern/Hachen.

Emerson, William (1997) Geburtstrauma: Psychische Auswirkungen geburtshilflicher Eingriffe. – In: Janus, Ludwig/Haibach, Sigrun (Hrsg.) (1997).

Emerson, William (2004) Psychotherapie mit Kindern. – In: Janus, Ludwig (Hrsg.) Pränatale Psychologie und Psychotherapie. – Heidelberg: Mattes Verlag – S. 100–106.

Emerson, William (2012) Behandlung von Geburtstraumata bei Säuglingen und Kindern: Gesammelte Vorträge. – Heidelberg: Mattes Verlag.

Emerson, William (2014) Prä- und perinataler Schock: Ein universelles Leiden. – In: Evertz, Klaus/Janus, Ludwig/Linder, Rupert (Hrsg.) (2014). – S. 520–546.

Erickson, Milton/Rossi, Ernest (2016) Hypnotherapie: Aufbau – Beispiele – Forschungen. – 18. Aufl. – Stuttgart: Klett-Cotta.

Evertz, Klaus/Janus, Ludwig/Linder, Rupert (Hrsg.) (2014) Lehrbuch der Pränatalen Psychologie. – Heidelberg: Mattes Verlag.

Ferrari, Gabriella (2014) Föten sind Kinder und zukünftige Eltern: Von der Wichtigkeit um dies Wissen von der Zeugung an. – In: Hildebrandt, Sven et al. (Hrsg.) . – S. 158–163.

Gross, Werner (1982) Was erlebt ein Kind im Mutterleib? Ergebnisse und Folgerungen der pränatalen Psychologie. Freiburg i. B.: Herder.

Grove, David/Panzer, B. I. (1992) Das Trauma heilen: Metaphern und Symbole in der Psychotherapie. – Freiburg: VAK-Verlag.

Hackl, Monica (2004) Time Line: Die neue Therapie zur Heilung von Traumata und körperlichen Beschwerden. – München: Knaur.

Harms, Thomas (2000) Auf die Welt gekommen. – Berlin: Leutner.

Heinsohn, Gunnar/Steiger, Otto (2005) Die Vernichtung der weisen Frauen. – 14. Aufl. – Augsburg: März-Verlag.

Hidas, György/Raffai, Jenö (2006) Nabelschnur der Seele. – Gießen: Psychosozial-Verlag.

Hildebrandt, Sven et al. (Hrsg.) (2014) Kaiserschnitt: Zwischen Traum und Trauma, Wunsch und Wirklichkeit. – Heidelberg: Mattes Verlag.

Hildebrandt, Sven/Alberti, Heiner (Hrsg.) (2013) Verborgene Wahrheiten: Der verantwortungsvolle Umgang mit Erinnerungen aus unserer frühesten Lebenszeit. – Heidelberg: Mattes Verlag.

Hubert, Johannes (2010) Liebe lässt sich vererben: Wie wir durch unseren Lebenswandel die Gene beeinflussen können. – München: ZS Verlag.

Hüther, Gerald/Weser, Ingeborg (2018) Das Geheimnis der ersten neun Monate: Reise ins Leben. – 3., erw. Neuausg. – Weinheim: Beltz.

Janus, Ludwig (Hrsg.) (1990) Erscheinungsweisen pränatalen und perinatalen Erlebens in den psychotherapeutischen Settings. – Heidelberg: Textstudio Gross.

Janus, Ludwig (Hrsg.) (2004) Pränatale Psychologie und Psychotherapie. – Heidelberg: Mattes Verlag.

Janus, Ludwig (2011) Wie die Seele entsteht. – Heidelberg: Mattes Verlag.

Janus, Ludwig/Häsing, Helga (Hrsg.) (1999) Ungewollte Kinder: Seelisches Erleben vor und während der Geburt. – Wiesbaden: Verlag Text-o-phon.

Janus, Ludwig/Haibach, Sigrun (Hrsg.) (1997) Seelisches Erleben vor und während der Geburt. – Neu-Isenburg: Linguamed-Verlag.

Jurgelucks, Christian (2004) Kaiserschnitt – Wunsch, Erlösung oder Trauma: Über das Erleben betroffener Frauen. – Frankfurt/M: Mabuse-Verlag.

Klitzing, Kai von (2009) Bindungsstörungen. – Berlin: Springer.

Krause, Frank/Storch, Maja (2017) Ressourcen aktivieren mit dem Unbewussten: Die ZRM-Bilddatei. – 2. Aufl. – Göttingen: Hogrefe.

Kübler-Ross, Elisabeth (2012) Über den Tod und das Leben danach. – Güllesheim: Silberschnur.

Kurth, Elisabeth (2006) Urvertrauen und Angst. – DVD. – Eigenverlag

Lauff, Werner: Der Kaiserschnitt aus erziehungswissenschaftlichen Sicht. – In: Die Hebamme (16 Jg., 3/2003, S. 162ff).

Leboyer, Frédérick (1980) Wege des Lichts. – München: Kösel.

Leboyer, Frédérick (1982) Das Fest der Geburt. – München: Kösel.

Leboyer, Frédérick (1983) Die Kunst zu atmen. – München: Kösel.

Leboyer, Frédérick (1985) Sanfte Hände. – München: Kösel.

Leboyer, Frédérick (1988) Geburt ohne Gewalt. – München: Kösel.

Levine, Peter (1998) Traumaheilung. – Essen: Synthesis.

Levine, Peter (2008) Vom Trauma befreien. Wie Sie seelische und körperliche Blockaden lösen. – 2. Aufl. – München: Kösel.

Levine, Peter (2012) Sprache ohne Worte. – München: Kösel.

Levine, Peter/Kline, Maggie (2007) Verwundete Kinderseelen heilen: Wie Kinder und Jugendliche traumatische Erlebnisse überwinden können. – 3. Aufl. – München: Kösel.

Lipton, Bruce (2006) Intelligente Zellen: Wie Erfahrungen unsere Gene steuern. – Dorfen: Koha.

Lorenz-Wallacher, Liz (2003) Schwangerschaft, Geburt und Hypnose: Selbsthypnosetraining in der modernen Geburtsvorbereitung. – Heidelberg: Carl-Auer-Systeme Verlag.

Lothrop, Hannah (2016) Gute Hoffnung – jähes Ende. – 3. Aufl. – München: Kösel.

Lüpke, Hans von (1999) Ungewolltes Wunschkind – bedrohtes Traumkind: Paradoxien des Kinderwunsches. – In: Janus, Ludwig/Häsing, Helga (1999) (Hrsg.). – S. 55–61.

Marnie, Eve (1991) Liebesband: 10 Schritte des vorgeburtlichen Bondings. – Bielefeld: A. Lüchow Verlag.

Meissner, Brigitte R. (2011) Emotionale Narben aus Schwangerschaft und Geburt auflösen. – Winterthur (CH): Brigitte Meissner Verlag.

Meyer, Andreas (2015) Sanfte Schmetterlings-Babymassage: Die Entwicklung der Lebenskräfte und ihre physiologischen Grundlagen. – 3. Aufl. – Bretten: Info-Verlag.

Mills, Joyce C./Crowley, Richard J. (1998) Therapeutische Metaphern für Kinder und das Kind in uns. – 2. Aufl. – Heidelberg: Carl-Auer Verlag.

Montegu, Ashley (2015) Körperkontakt. – Stuttgart: Klett-Cotta.

Nilsson, Lennart (1995) Ein Kind entsteht. Bilddokumentation über die Entwicklung des Lebens im Mutterleib. – München: Mosaik-Verlag.

Oblasser, Caroline/Ebner, Ulrike [Fotos von Gudrun Wesp] (2007) Der Kaiserschnitt hat kein Gesicht: Fotobuch, Wegweiser und Erfahrungsschatz aus Sicht von Müttern und geburtshilflichen ExpertInnen. – Salzburg: Edition Riedenburg.

Odent, Michel (1989) Von Geburt an gesund. – München: Kösel.

Odent, Michel (2004) Im Einklang mit der Natur. – München: Patmos.

Odent, Michel (2016) Es ist nicht egal, wie wir geboren werden: Risiko Kaiserschnitt. – Frankfurt/M.: Mabuse-Verlag.

Otto, Petra (1996) Die Lust neu entdecken. – Hamburg: Rowohlt.

Pert, Candace B. (2007) Moleküle der Gefühle: Körper, Geist und Emotionen. – 3. Aufl. – Reinbek bei Hamburg: Rowohlt.

Petry, Siegfried (1996) Erlebnisgedächtnis und Posttraumatische Störungen: Begleitetes Wiedererleben als Therapie. – München: Pfeiffer.

www.pflegewiki.de/wiki/Känguru-Methode (Känguru-Methode).

Plothe, Christof (2009) Die perinatale Gabe von Oxytocin und deren mögliche Konsequenzen auf die Psyche des Menschen. – In: ISPPM-Journal (21/2009, S. 233–251).

Rank, Otto (1988) Das Trauma der Geburt und seine Bedeutung für die Psychoanalyse. – Nachdruck von 1924. – Frankfurt/M: Fischer.

Raunig, Judith/Unger, Miriam (2015) Meine Narbe – Ein Schnitt ins Leben. – Film ausgestrahlt am 22.04.2014 bei 3 Sat.

Reddemann, Luise (2016) Kriegskinder und Kriegsenkel. – Stuttgart: Klett-Cotta.

Reichenbach, Christina/Richter-Mackenstein, Joseph (Hrsg.) (2015) Forschungsansätze und Methodendiskussion. – Marburg: wvpm.

Scheffer, Mechthild (1990) Lehrbuch der Original Bach-Blütentherapie für die Arzt- und Naturheilpraxis. – Neckarsulm: Jungjohann.

Scheffer, Mechthild (1993) Die Bach-Blütentherapie: Theorie und Praxis. – 19. Aufl. – München: Hugendubel.

Schlochow, Barbara (2007) Gesucht: Mein verlorener Zwilling: Liebe und Tod am Beginn des Lebens. – Zürich: Editions à la carte.

Schücking, Beate A. (2006) Kaiserschnitt aus gesundheitswissenschaftlicher und psychosomatischer Sicht. – CD-Vortragsmitschnitt vom 1. Kaiserschnitt-Kongress, Düsseldorf, 2006.

Schücking, Beate A. (2014) Die sozialpolitische und kulturelle Dimension der Kaiserschnitt-Geburt. – In: Hildebrandt, Sven et al. (Hrsg.) – S. 170–174.

Schwarz, Christiane (2014) Wie könnte eine Welt mit 50% Kaiserschnitt-Kindern aussehen? Wie könnte eine Welt mit 90% interventionsfreier Geburt aussehen? – In: Hildebrandt, Sven et al. (Hrsg.). – S. 54–60.

Sheldrake, Rupert (2009) Das schöpferische Universum: Die Theorie des Morphogenetischen Feldes. – Berlin: Ullstein.

Spitzer, Manfred/Herschkowitz, Norbert (2019) Wie Kinder denken lernen. – München: mvg-Verlag.

Stadelmann, Ingeborg (2018) Hebammensprechstunde. – Erw. Aufl. – Ermengerst: Stadelmann Verlag.

Statistisches Bundesamt (StBA) (2018). – Pressemitteilung 349, veröffentlicht 17.09.2018 für 2017 [Zahl für 2019 lag bei Drucklegung noch nicht vor]. – www.destatis.de.

Steinemann, Evelyne (2007) Der verlorene Zwilling: Wie ein vorgeburtlicher Verlust unser Leben prägen kann. – 2. Aufl. – München: Kösel.

Storch, Johannes/Weber, Julia (2013) Wolf packt La(h)ma. – Bern: Hans Huber.

St. John, Robert (1984) Metamorphose: Pränatale Therapie. – Essen: Synthesis.

Stulz-Koller, Antonia (2014) Therapiegeschichten zu prä- und perinatalen Erfahrungen. Wie Kleinkinder prä- und perinatale Erfahrungen in der Psychotherapie zum Ausdruck bringen. – In: Evertz, Klaus/Janus, Ludwig/Linder, Rupert (Hrsg.) (2014) – S. 355–382.

Stumpfeldt, Dorothea von (2016) Babys wollen reden. – Stuttgart: Hypnos Verlag

Terry, Karlton (2004) Beobachtungen im psychotherapeutischen Umgang mit IVF-Babys. – In: Janus, Ludwig (Hrsg.) Pränatale Psychologie und Psychotherapie. – Heidelberg: Mattes Verlag – S. 107–116.

Terry, Karlton (2005) The V stages of the Sperm Journey: and certain psychological themes and consequences. The Egg-Journey: biological stages and some psychological correlates. – Santa María la Ribera, México.

Thurmann, Ilka-Maria (2008) Zu zweit unerwünscht: Wie die Angst vor Verlust ausheilen kann. – In: Behrmann, Irene/Sturm, Marianne (Hrsg.) (2008). – S. 42–51.

Thurmann, Ilka-Maria (2015) Kaiserschnitt heilsam verarbeiten: Die Prä- und perinatal basierte Spieltherapie© nach Thurmann. – Frankfurt/M.: Mabuse-Verlag.

Thurmann, Ilka-Maria (2017a) Bach-Blüten in der Geburtshilfe: ein Kompendium für Hebammen. – 3., überarb. Aufl. – Frankfurt/M.: Mabuse-Verlag.

Thurmann, Ilka-Maria (2017b) Am Anfang waren wir zu zweit: Ein Buch für verlassene Zwillingskinder. – 3. Aufl. – Frankfurt/M.: Mabuse-Verlag.

Thurmann, Ilka-Maria (2018) Kaiserschnitt: Traumatisches Erleben mit Prä- und perinatal basierter (Spiel-)Therapie© behandeln. – In: Brock, Inès (Hrsg.) (2018) – S. 193–206.

Verny, Thomas/Kelly, John (1981) Das Seelenleben des Ungeborenen: Wie Mütter und Väter vor der Geburt Persönlichkeit und Glück ihres Kindes fördern können. – München: Rogner & Bernhard.

Verny, Thomas/Weintraub, Pamela (1997) Das Leben vor der Geburt: Ein Neun-Monate-Programm für Sie und Ihr Ungeborenes. – 3. Aufl. – Hamburg: Rogner & Bernhard.

Verny, Thomas/Weintraub, Pamela (2003) Das Baby von morgen. – Frankfurt/ M: zweitausendeins.

Weber, K. (o. J.) Mobilfunk – die verschwiegene Gefahr. – (Bürgerwelle e.V.) Göppingen.

Wilheim, Joana (1995) Unterwegs zur Geburt: Eine Brücke zwischen dem Biologischen und dem Psychischen. – Heidelberg: Mattes Verlag.

Zee, Harry van der (2007) Homöopathie und Geburtstrauma. – Haren (NL): Homeolinks Publishers.

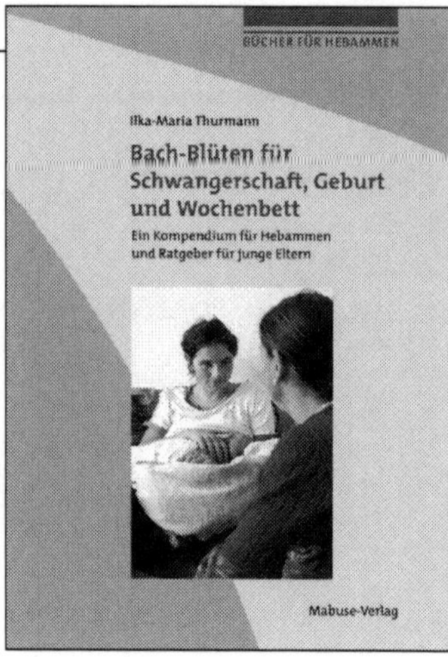
BÜCHER FÜR HEBAMMEN
Ilka-Maria Thurmann
Bach-Blüten für Schwangerschaft, Geburt und Wochenbett
Ein Kompendium für Hebammen und Ratgeber für junge Eltern
Mabuse-Verlag